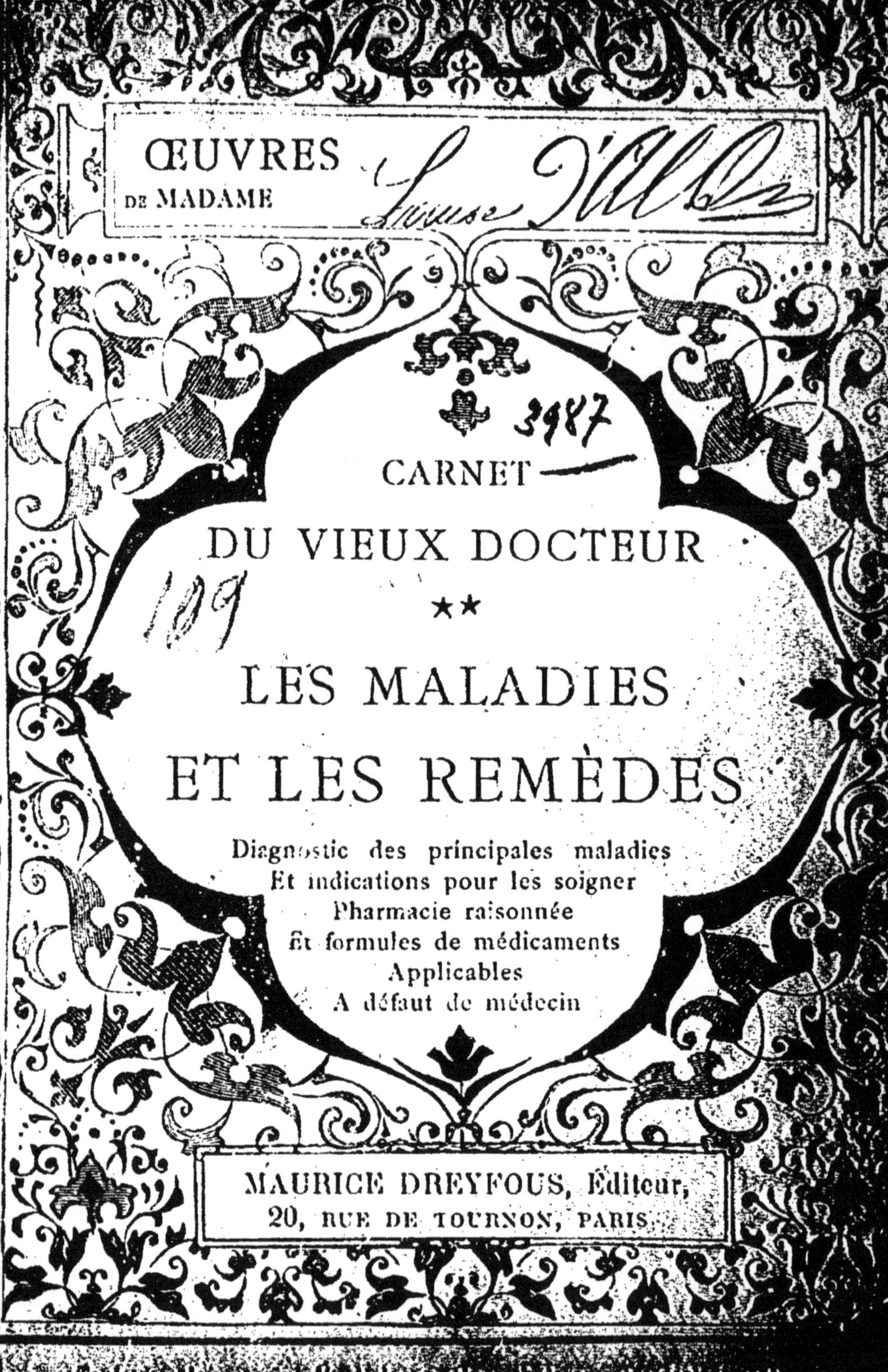

ŒUVRES
DE MADAME

CARNET
DU VIEUX DOCTEUR
★★

LES MALADIES ET LES REMÈDES

Diagnostic des principales maladies
Et indications pour les soigner
Pharmacie raisonnée
Et formules de médicaments
Applicables
A défaut de médecin

MAURICE DREYFOUS, Éditeur,
20, RUE DE TOURNON, PARIS

CARNET DU VIEUX DOCTEUR

★ ★

LES MALADIES

ET

LES REMÈDES

ÉMILE COLIN — IMPRIMERIE DE LAGNY

CARNET DU VIEUX DOCTEUR

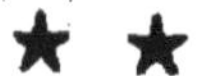

LES MALADIES
ET
LES REMÈDES

TRANSCRIT PAR

MADAME

Louise d'Alq

PARIS
MAURICE DREYFOUS, ÉDITEUR
20, RUE DE TOURNON, 20

1890

INTRODUCTION

Nous n'avons pas la prétention de faire tenir, dans un volume de format ordinaire, un cours complet de médecine, et de renseigner sur toutes les maladies connues. Il faut savoir se circonscrire aux moyens qui sont à la portée de notre public. Nous avons écrit ce livre non pour les médecins qui n'ont aucun besoin de le lire et ne le liront pas, mais pour les mères de famille, les maîtresses de maison, les châtelaines, et pour chacun en particulier, de ceux qui aiment à savoir par eux-mêmes. Avant d'entreprendre ce travail, nous avons compulsé tous les recueils qui nous ont précédé, se disant plus ou moins médecine du foyer ou de la maison, et nous avons trouvé que les meilleurs, ceux qui ne sacrifient pas à la réclame et ne préconisent pas pour toutes les maladies un seul remède, mais renferment des raisonnements érudits et scientifiques, terminaient toujours, même pour le plus petit bobo, non par l'indication du médicament mais par la panacée universelle : « faites venir un médecin — voyez ce que le médecin vous ordonnera. »

Certes, je comprends qu'il y ait là un intérêt général pour l'honorable corporation. Ensuite il y a plus de têtes folles et inconséquentes que de sages, et les premières ne pourront jamais être capables de se soigner ou de soigner les autres avec la prudence et la circonspection nécessaires; c'est là le motif très justifié qui fait craindre de mettre dans toutes les mains un livre de médecine sérieux. Je serais très mal venu de vouloir essayer de supprimer le médecin ! Loin de moi cette idée ! Mais que de fois on n'a pas un médecin sous la main, ou qu'il ne serait pas besoin de déranger ces respectables docteurs ! ou encore qu'il est besoin de les guider, de les contrôler, car personne n'est infaillible; tout au moins est-il indispensable de savoir les éclairer.

Aussi bien, il y a des gens qui s'épouvantent de tout et qui ne s'épouvanteraient pas s'ils savaient. Nous vivons dans un siècle de lumière et d'indépendance où il est convenu que nous devons secouer toute influence de parti pris. — Nous ne reconnaissons plus de droits féodaux, nous discutons l'influence du prêtre, pourquoi accepter celle du médecin avec une foi aveugle ?

Ils me font toujours rire, ces gens qui viennent me dire, avec cette confiance naïve qu'on devrait tout au plus trouver chez le villageois :

— Mais mon médecin l'avait dit !... Mais c'était l'avis du docteur !.. Croyez-vous? c'est mon médecin qui l'a ordonné, je l'ai fait et voyez dans quel état il m'a mis !

C'est le pauvre médecin qui endosse la responsabilité du bien et du mal, quand souvent il n'en peut mais, pas plus de l'un que de l'autre !

Nous avons songé, en écrivant notre ouvrage,

nous ne saurions trop les répéter, car nous non plus, nous ne voudrions pas endosser de responsabilité, aux personnes qui, par l'éloignement, ou autres causes, n'ont pas un médecin à leur disponibilité, peut-être même à ceux qui préfèrent mettre un poulet dans le pot-au-feu ou boire du quinquina au malaga avec les vingt francs de la visite du docteur. Une maladie est ruineuse aujourd'hui, et que de gens, pour payer le médecin, se privent de médicaments ou du régime qui préviendrait la maladie!

C'est pourquoi nous avons évité avec soin les appellations scientifiques, qui ne pouvaient servir à rien, et avons classé les maladies sous le mot qui les met le plus à la portée des personnes ignorant la médecine et à qui cette nomenclature est destinée. En cherchant au mot de la partie du corps attaquée, on trouvera plus facilement la maladie que l'on ne connaît pas, qu'en étant obligé de connaître d'avance l'expression technique.

La peau de votre enfant se couvre-t-elle de rougeurs, vous ne pouvez deviner si c'est de l'herpès, *du* prurigo, *ou de* l'eczéma; *vous cher-*

chez simplement Peau (*maladies, rougeurs de) et vous trouvez par l'explication des différentes rougeurs dont l'enfant est affligé, avec le nom technique de la maladie, l'indication des médicaments.*

Toussez-vous, avez-vous pris un refroidissement, ce que vous appelez vulgairement un rhume, terme qui n'existe pas en médecine, vous découvrez au mot Toux, *si vous n'avez qu'un simple coryza, une grippe, une bronchite, ou si vous êtes menacé d'une pleurésie ou d'une pneumonie, et, en même temps que la description de ce que vous souffrez, la médication à suivre.*

Nous ne nous sommes donc pas bornés à faire simplement un dictionnaire des maladies, nous avons cherché à en donner la psychologie en quelque sorte.

La science médicale peut se diviser en trois parties bien distinctes. Comment soigner une maladie, en est une; mais il faut commencer par connaître cette maladie, c'est-à-dire par posséder la science du diagnostic, car il est excessivement important de ne pas se tromper et de ne pas prendre une maladie pour une autre. Enfin la troisième partie, que j'aurais dû nommer la première, puisqu'elle peut souvent dispenser des deux autres, est de connaître les causes de cette maladie afin de pouvoir l'éviter.

Prévenir vaut mieux que guérir,
Facere præstat quam loqui!

Aussi, n'avons-nous pas négligé de donner ces indications, et avons-nous longuement appuyé sur ce qui pouvait éclairer le diagnostic.

Savoir diagnostiquer une maladie est inséparable de savoir la guérir; pour lire un mot, ne faut-il pas en connaître les lettres?

Quand on se trouve en face d'un malade, pour se rendre compte de sa maladie, et pendant qu'il explique ce qu'il ressent, il faut examiner son pouls, son teint, sa langue, son haleine, *s'informer de ses* urines *et de ses* selles, *l'ausculter — c'est-à-dire écouter son* cœur, *et sa respiration, en posant l'oreille sur la poitrine, devant et dans le dos; se rendre compte de la matité, si on suppose qu'il y en ait, en appuyant la main sur les poumons, et en cognant dessus avec le doigt de l'autre main (pour cela le malade doit se dresser sur son séant). — On examine la partie dont il se plaint, et ses crachats s'il expectore. Enfin, on se fait rendre compte de son genre de vie, de ses habitudes, des dérangements, émotions, fatigues qui ont pu survenir ; on remonte même à la santé de ses parents.*

Tous ces renseignements, aussi puérils qu'ils paraissent, servent à diagnostiquer la maladie, et un bon praticien ne néglige aucun indice.

Si on a parcouru avec attention nos CAUSERIES HUMORISTIQUES *(précédent livre), si on possède bien les indications qui se trouvent dans notre vocabulaire aux mots que nous venons de souligner, on découvrira presque aussi sûrement qu'un médecin la maladie dont il s'agit. Et alors, si, toujours, on a bien étudié nos deux volumes, y compris la partie des médicaments, on saura que la quinine guérit de la fièvre, la digitale des maladies de cœur, l'iode de la scrofule, le goudron des maladies respiratoires ; que les désinfectants sont pour les maladies infectueuses, la morphine pour les douleurs ; on n'ignorera pas dans quel cas ni de quelle façon il faut appliquer un vésicatoire des ventouses, des cataplasmes, et enfin quelle tisane on doit ordonner et comment la faire, etc.*

Ce sera une médecine réduite à sa plus simple expression, il est possible, mais qui, faite à temps, est parfaitement suffisante à empêcher bien des malheurs.

Surtout lorsqu'il s'agit de soi, par le motif qu'on se connaît soi-même, et qu'avec quelque expérience, on sait mieux que n'importe qui ce qui nous convient, on peut obtenir de meilleurs résultats qu'en suivant aveuglément l'ordonnance d'un médecin qui ne peut, en une seule visite, acquérir une connaissance approfondie de votre tempérament. Pour ne citer qu'un exemple : dans cette dernière épidémie d'influenza, nous avons connu plusieurs personnes qui se sont guéries dès la première atteinte, par de simples prises de quinine, là où d'autres sont mortes avec les soins des médecins.

Nous n'avons pas pu, dans ces pages, parler de la chirurgie qui exige des appareils et un véritable apprentissage; cependant nous ne saurions terminer sans engager les femmes à ne pas craindre de donner un coup de bistouri dans un panaris ou un furoncle. Il ne faut pour cela qu'un peu de pratique, du sang-froid, du bon sens. Après un essai, on s'apercevra que ce n'est pas aussi terrible qu'on le croit. La main légère et fine, les doigts délicats d'une femme du monde seront toujours plus doux à un patient que le geste toujours un peu rude d'une garde-malade de profession.

Encore une dernière recommandation relative aux médicaments. Ne jamais forcer les doses; commencer, essayer à très petite dose, un nouveau remède; il y a des tempéraments excessivement sensibles à la thérapeutie, et sur lesquels le moindre médicament produit un grand effet. En tout cas on est sûr, en procédant ainsi, de ne pas faire de mal; les enfants et les vieillards sont particulièrement susceptibles. Il vaut mieux revenir ensuite avec une dose plus forte.

Cette partie pharmaceutique est la plus utile, la plus praticable en famille; mais il ne faut pas négliger les plus petites indications qui sont de la plus haute importance dans un remède. Le métier de garde-malade exige une scrupuleuse minutie, une grande exactitude et une défiance absolue de sa propre imagination.

Ici nous devons ouvrir encore une dernière parenthèse. Ainsi que nous le disons en commençant, afin d'expliquer les lacunes dont les savants critiques pourraient nous accuser, non-seulement notre format ne nous a pas permis de faire une œuvre complète, mais nous ne l'avons non plus cherché; il est deux points que nous devions éviter : mettre en les mains d'étourdis, de vicieux, de mal intentionnés, un instrument dangereux; obliger à rougir la jeune fille à qui l'on parlerait de notre livre. Nous nous sommes donc tus sur certaines maladies masculines qui ne sont pas de la compétence de la famille, et sur des médicaments trop dangereux que nous avons mentionnés très sommairement afin de les faire éviter. Cependant nous avons jugé bon d'éclairer la femme sur des sujets d'une utilité incontestable.

Rappelons enfin, pour terminer, qu'il est à

peu près indispensable, pour être suffisamment renseigné et nous trouver explicites, de lire noter Ier tome, qui sous une forme familière et humoristique donne de très sages et importants avis.

'Le vieux Docteur.

Pour copie conforme :

L. D'ALQ.

CHAPITRE PRÉLIMINAIRE

DE L'HYGIÈNE STRICTE

Puisque nous venons de convenir qu'il vaut mieux prévenir que guérir, et que pour se passer du médecin, il faut ne pas en avoir besoin, avant de nous plonger dans le vocabulaire des maladies, si aride en lui-même, qu'au risque d'être tourné en dérision par de graves confrères, nous n'avons pas hésité à nous laisser aller à quelques dissertations en dehors de la technique, disons quelques mots des moyens préventifs qui concernent, tous, l'hygiène, en évitant de répéter les conseils déjà donnés par nous sur ce sujet.

(1) Voir *Causeries humoristiques* du Vieux Docteur.

Nous ne saurions trop le répéter, si l'être humain voulait bien écouter sa raison, sa conscience, son intelligence éclairée, les trois inspirations qui lui tiennent lieu d'instinct, au lieu de se livrer à sa fertile et folle imagination, à ses absurdes mais enivrantes passions, à sa négligente indifférence, il éviterait la plupart des maladies qui l'assaillent.

Et puisque tout a un point de comparaison en ce monde, que les animaux, la végétation et même la matière, suivent les mêmes pérégrinations vitales, sont soumis aux mêmes lois que l'homme, que les machines ont été construites à son instar nous pouvons dire que l'organisme de l'homme est une machine humaine.

Or, l'objet important de toute machine est sa chaudière; c'est d'elle que tout dépend. Si on la chauffe trop, la machine éclate, si la chaudière a une avarie, rien ne marche plus. La chaudière de la machine humaine est l'estomac. Si l'estomac ne fonctionne plus ou fonctionne mal, tout l'organisme est en déroute. Les maladies d'estomac proviennent du régime.

On n'a pas d'indigestion à jeun; mais le jeûne procure des gastrites.

Il faut donc soigner tout particulièrement son alimentation. Se nourrir non pas copieusement mais sainement et régulièrement, ne pas plus jouer avec son estomac qu'avec le ressort d'une montre, ou le robinet d'une chaudière.

Les règles fondamentales que nous allons indiquer ne sont pas pour des gens malades qui doivent soumettre leur régime à leurs maladies, mais pour les gens bien portants qui ne veulent pas devenir malades.

Je ne dirai donc pas que, pour avoir de l'appétit, il faut commencer sa journée par une promenade au grand air, en guise d'apéritif et se priver de ceci ou de cela, car si l'appétit n'est pas naturel, c'est signe de disposition maladive.

Pour conserver son estomac en bon état et ne pas le fatiguer, il ne faut jamais sortir à jeun le matin. Depuis l'heure du dernier repas de la veille, la digestion est faite, et la machine a besoin d'être ravitaillée. Mais il y a des gens qui m'objecteront qu'ils n'ont point faim le matin, que leur estomac est encore embarrassé, leur bouche mauvaise...

C'est que ces gens-là, peut-être, auront soupé à minuit ou deux heures du matin, au moment de se mettre au lit, détestable habitude, ou que leur estomac malade n'a pas su se débarrasser en temps voulu d'aliments qui lui sont malsains. Une mauvaise bouche, en s'éveillant, dénote que les aliments pris ne sont pas bien digérés.

A cette heure matinale, il ne faut pas charger notre estomac de crudités, telles que des fruits, ni d'excitants, tels que du vin ou des liqueurs. Un verre de lait chaud et sucré, si vos bronches sont délicates, une tasse de café au lait, si vous êtes de bonne constitution avec quelques bouchées de pain, et surtout des tartines de bon beurre. Le café au lait, par moment discrédité à tort mais sur les préventions duquel on est bien revenu, a une propriété laxative très importante, en même temps qu'il soutient sans charger l'estomac. Le beurre graisse notre machine, comme le cambouis les roues d'une locomotive. Il ne faut pas en abuser, pas plus que de la graisse, c'est-à-dire qu'il faut craindre encore davantage l'abus de la graisse, surtout celle du porc, qui est absolument néfaste et doit être prohibée de toute alimentation saine. Mais un peu de beurre frais et pur — rien de la margarine — le matin, aide à certaines fonctions et supplée à des remèdes désagréables. Après ce premier et très simple déjeuner, les fonctions naturelles s'accomplissent et l'on peut sortir convenablement lesté; le sucre est aussi un aliment indispensable dont il ne faut pas abuser; il fournit un calorique qui n'est pas à dédaigner.

Rester jusqu'à dix ou onze heures sans manger, et à cette heure se charger l'estomac d'un copieux déjeuner à la fourchette, suivi d'un café au lait qui en arrêtera la digestion, c'est vouloir se donner une gastralgie dans un délai assez rapide. Des repas légers et fréquents sont préférables à manger beaucoup à la fois, à de longs intervalles.

Le repas de midi doit se faire léger si on veut jouir de ses aptitudes intellectuelles pendant l'après-midi. Peu de viande à cette heure, mais des légumes et des fruits; le lunch de cinq heures est bien inutile et supplémentaire; un bon dîner vers six ou sept heures, que l'on a la soirée pour digérer avant de se coucher, et si l'on veille tard, une tasse de thé léger, un gâteau sec, voilà tout ce qu'il faut se permettre.

La nourriture doit être variée et assortie, oserai-je dire; variée, c'est-à-dire qu'il faut éviter de manger trop souvent du même aliment afin que l'estomac ne s'y habitue pas et qu'il ne se déshabitue pas des autres; assortie en cela qu'un repas doit se composer des différentes propriétés nécessaires à la santé : du tonifiant, du rafraîchissant, de l'émollient et de l'excitant; par exemple, à côté du bœuf on placera un entremets de verdure; si le matin on mange de la viande blanche, on mangera le soir de la noire; mais nous avons déjà, dans le Ier tome, donné grand nombre de ces indications, ainsi que le régime à observer pour chaque saison; répétons encore que les roux, les farineux, et par cela même les sauces sont d'un usage particulièrement funeste pour l'estomac, ainsi que les piments, lorsqu'il en est fait un usage continu et exagéré.

De temps en temps, quelques grains de poivre de Cayenne, peuvent-être utiles pour activer la chaudière. Quant aux alcools et par conséquent aux vins, nous voudrions les voir totalement proscrits: malheureusement la force de la routine est si grande, que nombre de gens les croient indispensables à la santé. Certes, un vin pur, et non frelaté n'aurait pas les mêmes inconvénients, mais aujourd'hui, les falsifications ont fait de trop grands progrès pour espérer l'avoir dans de telles conditions.

Il est facile à démontrer que grand nombre de maladies nouvelles et par conséquent inconnues des médecins qui doivent les étudier, proviennent des aliments nouveaux que nous absorbons. Au lieu de vinaigre nous aspergeons notre salade de vitriol; avec le lait nous ingurgitons d'abord du sous-nitrate de bismuth (le conservateur) ce qui ne fait encore que nous purger, mais encore bien d'autres ingrédients nuisibles; avec le vin c'est du plâtre et de l'arsenic comme il a été prouvé, dans un récent procès;

avec la bière du salicylate; avec le sel du chlorate de potasse avec le café des fèves, etc. Les substances conservées sont aussi nuisibles, à cause des moyens même de conservation qui leur retirent leur principale vertu. La viande conservée a perdu la propriété que lui procure sa fraîcheur naturelle.

Il s'en suit qu'outre le choix indiqué dans les aliments, ceux de première qualité sont préférables pour la santé.

Une vie régulière dans le plaisir, dans l'exercice, dans le travail comme dans le repos assure une jeunesse prolongée; une journée de travail régulier, aussi longue qu'elle soit, ne fatigue pas autant qu'une courte nuit de plaisir, parce que tout doit être à sa place. La nuit est faite pour le repos. En dormant le jour, et veillant la nuit, on intervertit l'ordre de la nature, et on n'obtient pas du tout les mêmes résultats.

L'exercice est un moyen de thérapeutie très important, cependant, il n'est pas aussi indispensable que l'air. Un homme impotent vivra de longues années sans bouger de son fauteuil, pourvu qu'il puisse respirer un air pur et vivifiant. Donc l'on peut vivre sans exercice, mais on s'étiolera bientôt si l'on vit enfermé et au milieu de miasmes; le logement fait donc partie de l'hygiène au même degré que l'alimentation.

Soyez logés de façon à avoir du soleil, ce grand fécondateur de tout, et de l'air; puis faites un exercice modéré; n'oubliez pas comment un cheval devient fourbu quand on le fait courir jusqu'à l'essouffler. Surtout ne pas se croire obligé à une marche rapide après le repas; c'est troubler la digestion. Avoir soin, si l'on veut marcher, de le faire immédiatement en se levant de table; mais si l'on attend que la digestion soit commencée, la laisser se terminer avant de bouger.

On a découvert, on découvre tous les jours de nouveaux moyens de thérapeutie très scientifiques; on fortifie les poumons par certains exercices, on masse, on électrise. Nous ne songeons pas à renier les effets puissants de ces remèdes énergiques, au nombre desquels il faut compter la pendaison pour les maladies de la moelle épinières; seulement ces moyens il ne faut les employer qu'avec précaution, et sous la direction d'habiles praticiens. Aussi voit-on les impératrices et les reines se déplacer pour aller trouver un masseur célèbre, des célébrités médicales ne pas craindre de patronner des établissements *ad hoc*.

Ces remèdes procurent des effets très salutaires sur certains tempéraments, ils peuvent être funestes sur d'autres. Je ne dirai pas que les médecins devinent toujours le tempérament du malade, ou peuvent prévoir les effets. Malades et médecins, nous faisons tous pour le mieux.

Il est bon de commencer par de petites doses, d'essayer en quelque sorte le médicament, et surtout ne pas trop conseiller aux autres ce qui nous a réussi. On peut parfaitement s'électriser, se doucher soi-même, chez soi ; il y a des appareils fort commodes, pour cela, mais il ne faut pas le faire sans consultation du médecin et sans avoir pris des leçons de gens compétents.

Nous sommes souvent consulté au sujet du magnétisme et de l'hypnotisme ; nous croyons que la science n'a pas dit son dernier mot à cet égard; nous pensons qu'il est dangereux de jouer avec le feu, et encore davantage avec ses nerfs. Il est absolument inutile et peut-être très nuisible et même dangereux de se faire endormir et hypnotiser pour « s'amuser », et par le premier venu. Il y a des personnes qui sont très flattées d'être « un sujet ». Cela prouve simplement qu'elles sont sous une impression nerveuse et maladive; elles obtiennent un succès de curiosité, la plupart du temps malsaine et nullement honorable.

Les gens maladifs d'imagination se plaisent à forcer la nature: par exemple ils soutiendront que six heures de sommeil suffisent; d'abord, il faut leur répondre qu'ils parlent pour eux; mais une organisation saine exigera ses sept à huit heures de sommeil. Les siestes en dehors des heures de nuit sont très mauvaises, et on ne doit pas s'y laisser aller.

En résumé nous devons faire notre possible pour obtenir un équilibre parfait entre les nerfs et le sang, pour avoir une bonne santé. Si les nerfs sont plus forts que le sang, il y a anémie et maladies nerveuses. Si le sang est plus fort, il y a pléthore, congestion, inflammation.

Nous ne saurions trop le répéter, nous n'avons pu répéter ici tout ce que nous disons dans le premier tome sur le régime, et bien d'autres questions intéressantes de l'hygiène et des maladies. Sous une forme moins sérieuse que celle que nous avons dû employer pour celui-ci, on y trouvera une foule de renseignements utiles qui serviront à éclaircir plus d'un point que nous avons dû négliger ici.

Nous nous flattons d'avoir donné avec les deux livres la clef, pour ainsi dire, de la médecine et de la santé, encore plus que des maladies.

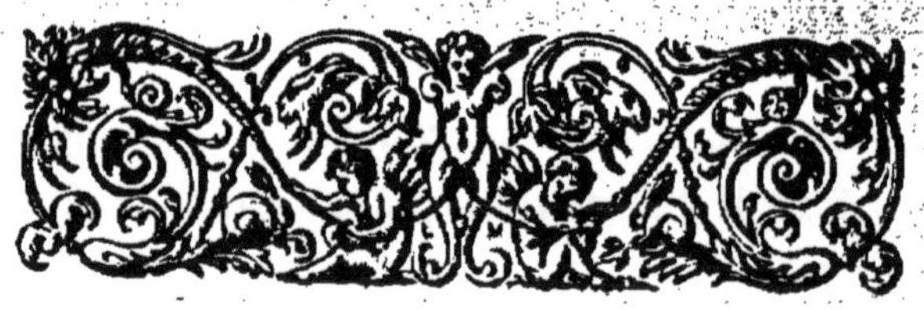

PREMIÈRE PARTIE

LES MALADIES

Abcès. — Chacun sait à peu près ce qu'est un abcès. C'est un amas purulent, donnant une fluctuation sous le doigt. Mais on sait moins qu'il y a plusieurs genres d'abcès, dont les traitements diffèrent : il y a les *abcès chauds*, les *abcès froids* et les *abcès par congestion*.

L'*Abcès chaud* dit vulgairement clou ou furoncle, connu aussi scientifiquement sous le nom de phlegmon, est le plus fréquent et le plus à même d'être soigné sans médecin ; il est provoqué par l'inflammation ; il y a d'abord rougeur, chaleur, gonflement, tension, battements, provoquant une fièvre plus ou moins forte selon l'importance de l'abcès ; il résulte souvent de contusions ; les personnes qui ont de l'*humeur* ou le sang corrompu sont disposées à en avoir et doivent s'en méfier.

Si l'on est sujet à ce genre de maladie, il faut la prévenir par des purgations, des dépuratifs ; mais une fois l'inflammation bien prononcée, il ne reste qu'à faire mûrir l'abcès, qu'on l'appelle *clou*, *furoncle* ou *phlegmon*, — il y a peu de différence entre ces divers bobos ; — le faire mûrir, enlever l'inflammation et le percer.

Pour obtenir les deux premiers résultats, il suffit de tenir sur le mal un cataplasme émollient et calmant, d'une bonne chaleur sans être bouillant, de farine de graine de lin, que l'on renouvelle plusieurs fois par jour, sans attendre qu'il devienne froid ou sec. Si la douleur est très forte, on fera le cataplasme avec de l'eau de guimauve ou de laitue. On évitera les refroidissements et de prendre une nourriture irritante et acide. Les médecins ouvrent souvent les abcès avant qu'ils ne soient arrivés à leur maturité, et cela sans inconvénient: il est peut-être préférable de laisser ce soin à la bonne nature. Cependant, si la personne est très saine, le pus n'étant pas considérable, elle pourrait attendre et souffrir trop longtemps; on donne alors dans le point culminant du bobo deux coups de bistouri en forme de croix : pour obtenir une parfaite suppuration, ce qui est très important, on met ensuite la partie blessée baigner dans de l'eau tiède, plutôt chaude, et on voit bientôt la suppuration sortir. De cette façon, on ne souffre pas du tout. Il faut avoir soin de faire sortir le *burillon*, petit amas sanguin qui resterait volontiers au fond, ce qui serait cause que l'abcès se reformerait.

Abcès froids. S'ouvrent à l'aide de la *poudre de Vienne*, dont voici la recette :

Prendre 5 parties de potasse et 6 parties de chaux et que l'on conserve dans un flacon bien bouché et dans un endroit sec.

Au moment de s'en servir on en fait une pâte avec quelques gouttes d'alcool ; on applique sur le point du milieu de l'abcès une couche d'un demi-centimètre ; après dix minutes, on enlève et on lave à grande eau.

Les abcès froids n'offrent pas de signes d'inflammation ; il n'y a que gonflement et fluctuation, ils sont toujours en nombre.

Abcès par congestion. Proviennent de la carie d'un os et succèdent à une douleur fixe ; sauf des cataplasmes émollients, on laisse faire la nature, mais on traite la maladie qui les a amenés et qui est en général les *scrofules*, le *scorbut*, la *carie* des os, etc.

Il y a des abcès internes beaucoup plus graves, tels que les *abcès du foie*, des *reins*, et pour lesquels il n'est pas possible de se passer de médecin et même de chirurgien, nécessitant de véritables opérations. La base de la médication reste la même : émollients, coups de bistouri et pâte de Vienne, etc. (Voir *tumeurs.*)

Acné (ou couperose). — Voir *Peau.* (Maladies de).

Adénite et adénoïde. — (Voir *Tumeurs.*)

Albumine. — (Voir *Urine.*)

Amaurose. — (Voir *Yeux.*)

Amygdalite. — (Voir *Gorge.*)

Anémie. L'anémie n'est pas, à proprement parler, une maladie, mais un terme de médecine désignant un état de l'organisation. On peut dire, avec Littré, que c'est juste le contraire de la pléthore. Il entre de l'anémie dans beaucoup de maladies annonçant de la faiblesse du sang. Un caractère mélancolique, le teint pâle, les lèvres décolorées, une certaine maigreur, peu d'appétit, de l'abattement, en sont les principaux signes; on ne souffre nulle part, mais la faiblesse générale dénonce la décomposition du sang. L'anémie accompagne et est accompagnée d'autres maladies, la chlorose entre autres. Un régime tonifiant, l'hydrothérapie, l'air vivifiant comme celui des bords de la mer, des ferrugineux: voilà les remèdes bien anodins qui peuvent, en les faisant avec persévérance, remettre le sang dans son état naturel. Le régime fortifiant consiste en vin de tannin, bien supérieur au vin de quinquina, en viandes saignantes, légumes aqueux; lever matin, coucher tôt; occupation active, vie au grand air.

Anévrisme. — (Voir *Cœur*.)

Angine. — (Voir *Gorge*.)

Anthrax. — (Voir *Tumeurs*.)

Anus. — 1° La principale et presque générale indisposition qui survient à l'anus est l'affection bien connue qui porte le nom d'*hémorrhoïdes;* elle est considérée comme une garantie de bonne santé; ce sont de petits mamelons sanguins qui suintent parfois. Mais chacun sait ce que c'est que des hémorrhoïdes; ce que l'on ne sait pas assez, c'est que, s'il n'est pas nécessaire de se féliciter d'en avoir, il faut *surtout* ne pas les faire disparaître. Si l'on se sent indisposé, vérifier si les hémorrhoïdes ont disparu, et dans ce cas les rappeler à l'aide de fomentations, de bains de siège, de grains d'aloès. En général, elles ne font pas souffrir; cependant, si elles deviennent douloureuses, on applique des sangsues et on prend des bains de siège émollients et des fomentations de cerfeuil.

Les hémorrhoïdes se gagnent en s'asseyant sur des sièges communs aux personnes qui en ont déjà.

2° Démangeaisons causées soit par des petits vers appelés *oxymes* que l'on détruit à l'aide de cinq à quinze centigrammes de calomel, soit par un léger *eczéma*. (Voir ce mot.)

Aortite. — Cette maladie est très grave; il faut agir rapidement et s'ent[illegible]er des médecins les plus éclairés. Elle attaque l'aorte. (Membrane dans le ventre.)

On ressent un feu terrible dans la poitrine, des douleurs d'intestins de haut en bas; une grande oppression, des battements de cœur violents et douloureux, de la défaillance, tandis que l'anasarque ou hydropisie du tissu cellulaire se d[illegible]eloppe rapidement.

On fait prendre de deux en deux heures deux centigrammes d'ipécacuana dans une tisane; on pratique des saignées.

Aphtes. — (Voir *Bouche.*)

Apoplexie. — Le mal est subit et s'applique surtout aux personnes âgées, sanguines, de bonne santé; en général, on a ressenti des pesanteurs de tête, des bourdonnements d'oreille, des étourdissements, quelques jours auparavant. Ce sont là les signes précurseurs.

Souvent, si on écoutait ces signes, des applications de sinapismes, un bain de pied, un peu de diète, des lavements pour tenir le corps libre, une promenade à l'air, pourraient éviter un grave accident. Mais bien des personnes ne tiennent pas compte des avertissements, partie indifférence, partie ignorance, et n'y font aucune attention.

Il y a des apoplexies, plus ou moins graves, qui ne sont que des congestions cérébrales ou des *hémorragies cérébrales;* elles sont sujettes à revenir et très longues à guérir. Le plus urgent est de placer la personne tombée la tête élevée, de lui donner de l'air, de lui appliquer immédiatement des sinapismes, des sangsues, un bain de pied d'eau salée, un lavement purgatif, des compresses de citron sur la tête, enfin pratiquer une saignée; ne pas faire respirer des odeurs fortes, comme de l'eau de Cologne, ni des sels qui augmentent la congestion. Le lendemain, on peut essayer quelques cuillerées de bouillon et de la tisane de tilleul. Quelques jours après, un *vésicatoire* à la nuque peut être très favorable.

L'*hémiplégie* est souvent la suite de l'apoplexie. (Voir au mot *Paralysie*.)

Asphyxie.—*Asphyxie* par l'eau. (Voir *Noyés*.)

Asphyxie par le charbon ou *odeurs*. Essayer de faire respirer des sels, du vinaigre, de l'éther; introduire quelques gouttes d'eau de mélisse dans la bouche; commencer toujours par déshabiller la personne et la coucher la tête élevée, en essayant de la faire respirer comme il est dit pour les noyés. Frictions, sinapismes, saignées.

ASTHME. — (Voir *Toux*.)

ATROPHIE DU CŒUR. — (Voir *Cœur*.)

BLESSURES. (Voir *Plaies*.)

BOUCHE. — L'intérieur de la bouche devient quelquefois la proie d'une éruption désagréable consistant en petits vésicules, éparpillés çà et là, appelés *aphtes*. Cette indisposition peut provenir d'avoir mangé après un animal infectieux. Faire usage de pastilles de chlorate de potassium et de gargarismes composés comme ceux indiqués pour l'angine. (Voir le mot *Gorge*.)

BOULIMIE. — Maladie bien singulière : faim dévorante à laquelle il est impossible de résister, sous peine de syncopes et de défaillances. On suivra un régime très nutritif; de l'eau glacée pendant les repas, et quatre à cinq grammes de nitrate de bismuth chaque matin pourront calmer à la longue.

BOUFFÉES DE CHALEUR. — Dans la *pléthore*,

l'*aménorrhée*, l'*hypertrophie*, l'*anévrisme de l'aorte*, la *constipation*, les *émotions* morales trop vives, les *coups d'air*, le *retour d'âge*, etc.

Bourdonnements. — On éprouve des bourdonnements dans la plupart des maladies de l'*oreille*, dans la *migraine*, la *constipation*, la *chlorose*, l'*anémie*, la *pléthore*, les *congestions* et *commotions du cerveau*, l'*encéphalite*, le *vertige stomacal*, l'*hypertrophie du cœur*, l'*aménorrhée*, etc.

Boutons. — Il y a quatre genres de boutons : 1° ceux qui sont accompagnés de fièvre, comme dans la variole ou vérole, petite vérole, rougeole roséole, scarlatine urticaire, suette miliaire ; 2° ceux qui sont accompagnés de démangeaisons, et ont du prurit comme dans l'érythème, l'urticaire, la galle, l'acné ou couperose, le lichen, le prurigo, le pityriasis, l'herpès, l'eczéma, la teigne, etc. ; 3° ceux formant des écailles, psoriasis, eczéma, ichtyose ; 4° ceux formant des croûtes, impétigo, ecthyma, rupia, mentagres et eczéma. (Voir *Peau*. (Maladies de.

Brulures. — Il n'y a pas, je crois, de douleurs plus fortes que celles causées par des brûlures, surtout en regard de l'étendue du mal ; il n'y en a certainement pas de plus cruelles.

On divise les brûlures en plusieurs catégories : 1° la *brûlure légère*, qui ne suppure pas, 2° la *brûlure forte* qui forme une ampoule et donne lieu à suppuration, formant une plaie ; 3° la *brûlure profonde* dans les chairs, qui n'est pas aussi douloureuse que les premières, mais dont la guérison est longue et difficile.

On peut dire qu'autant de personnes que l'on voit, autant de remèdes sont indiqués pour calmer les brûlures légères. Chacun a le sien. Je connais une personne qui, en pareil cas présente de nouveau au feu, le plus près possible, l'endroit brûlé et assure qu'elle se trouve guérie ; cependant des médecins assurent aussi que ce moyen est purement idéal, et qu'il faut plonger dans l'eau froide la partie brûlée, tandis que d'autres médecins affirment que l'eau froide ne fait qu'exciter la douleur quand on retire de l'eau. Il est prouvé qu'en mettant une brûlure à l'air, en soufflant dessus, on active la douleur; c'est pourquoi l'envelopper de ouate est excellent. En résumé, les souffrances causées par une brûlure de quelque étendue sont tellement intolérables, que l'on essaie un peu de tout; cela fait passer le temps, réussit à calmer quelquefois, et la guérison arrive d'elle-même. Applications de pommes de terre râpées, de blancs d'œufs battus, d'encre, de confitures de groseilles, d'huile d'olive fine, de cérat, de charpie ou d'étoupe imbibée de collodion, etc., sont également bonnes à essayer; mais je crois qu'on aurait tout autant lieu d'être satisfait en tenant *constamment* sur l'endroit brûlé de l'eau fraîche mélangée d'extrait de saturne, puis de le saupoudrer avec de la poudre d'amidon.

S'il y a ampoule, on suit le même traitement; lorsque la douleur est apaisée, on panse l'ampoule, sans enlever la peau, avec du cérat, en recouvrant de ouate, afin que l'air ne pénètre pas à la plaie. (Voir *Pansements.*)

Pour les brûlures très graves, il y a des précautions à ne pas négliger, afin d'éviter des cicatrices affreuses, et même d'être estropié. Ainsi, il faut avoir soin de séparer les parties brûlées ; par exemple, les doigts seront pansés, séparés par des linges, de même l'oreille sera tenue séparée de la tête, si ce sont ces parties qui sont atteintes. On aura soin de faire mouvoir assez souvent et même d'étendre les membres brûlés, les doigts, sur une palette en bois, jusqu'à complète guérison.

La cicatrice résulte surtout de ce que l'épiderme et la chair se trouvent enlevés.

Lorsqu'on se trouve en présence d'une personne dont les vêtements ont pris feu, le mieux est de l'envelopper immédiatement d'un tapis, d'une couverture, de ce qui se trouve sous la main. Si elle est brûlée avec du pétrole, il faut bien se garder de lui jeter de l'eau dessus, ce ne ferait qu'aviver le feu.

Les brûlures par acides, telles que le vitriol, par exemple, ne se soulagent pas non plus avec de l'eau, mais par le cérat ou par des cataplasmes de fécule râpée.

Un excellent moyen de calmer la douleur et de diminuer l'inflammation est de laisser tomber sur la partie malade de l'éther goutte à goutte. Lorsque la douleur est calmée, on enveloppe la partie malade de compresses trempées d'eau froide dans laquelle on a versé de l'extrait de saturne ou du phénol avec moitié d'eau. L'eau distillée de laurier-cerise, mélangée dans la proportion de 8 pour 100 avec de l'eau gommée, guérit également les brûlures.

Si l'épiderme se trouve détaché et forme des ampoules, il faut les percer pour en faire sortir l'eau, puis soustraire la partie malade au contact de l'air à l'aide de charpie ou de linge humide recouvert de plusieurs doubles de linge mouillé dans de l'eau et de l'extrait de saturne ou dans l'eau phéniquée.

(Voir d'autres formules aux *Médicaments*.)

S'il y a des escarres étendues, si le malade éprouve de la somnolence, de la difficulté à respirer, le cas est dangereux et il faut appeler le médecin.

Plusieurs produits chimiques, tels que l'acide nitrique, le nitrate d'argent ou pierre infernale, l'acide sulfurique concentré désorganisent la peau et la brûlent. Il faut traiter la plaie comme celles occasionnées par le feu.

CANCER. — (Voir *Tumeurs*.)

Caractère. — Il est très en vogue aujourd'hui d'attribuer bien des faits moraux à l'état physique; on ne trouve presque plus de criminels, mais seulement des fous et des malades.

Il faut avouer qu'il y a du vrai dans cette appréciation; on voit souvent des gens du caractère le plus doux devenir atrabilaires, nerveux, par suite de disposition nouvelle de leur organisme; étant prévenues, les personnes de leur entourage seront plus disposées à l'indulgence. D'ailleurs, ce sont autant de signes servant à bien préciser leur maladie.

Nous remarquerons donc, une imagination romanesque, un caractère vacillant, original, bizarre et menteur dans l'*hystérie;*

Caractère jaloux et enthousiaste dans la *phtisie;*

Froid, vindicatif, sombre dans les *maladies de foie* et l'*hypocondrie;*

Impatient, brusque dans la *migraine* et les *névralgies;*

Égoïste dans la *paralysie progressive* et la *congestion du cerveau;*

Mélancolique dans l'*anémie* et la *chlorose;*

Chagrin, rêveur dans la *gastrite;*
Gai, turbulent, emporté dans la *pléthore;*
Inquiet, versatile dans l'*hypocondrie;*
Injuste, inquiet, faible, triste dans les *maladies du cœur;*
Défiant et confiant tour à tour dans la *folie.*

Cataracte. — (Voir *Yeux.*)

Chlorose. — (Voir le mot *Sang.*)

Choléra. — C'est à tort qu'on s'effraie autant de la cholérine et du choléra; avec des précautions excessivement simples et quelques médicaments *idem* administrés à temps, il est possible de s'en préserver ou de s'en guérir.

On doit néanmoins éviter d'aller dans un pays où le choléra sévit, mais s'il éclate où l'on se trouve, il n'est pas nécessaire de fuir, surtout si l'on est chez soi; l'émotion, les occupations inséparables d'un départ pourraient très bien, au contraire, occasionner une attaque.

Rester tranquille d'esprit et de corps, et observer un régime strict, c'est-à-dire continuer à vivre selon des habitudes régulières, voilà, en résumé, tout le secret; n'apporter aucun changement à sa vie ordinaire; éviter surtout toute fatigue et tout excès; s'abstenir de fruits et de gibier, nourriture malsaine en temps d'épidémie. Les parties de campagne par de fortes chaleurs, les boissons glacées, les excès en quoi que ce soit peuvent aussi être funestes.

Comme préservatifs, j'indiquerai encore l'assainissement des appartements à l'aide du chlore de l'acide phénique ainsi que de l'ammoniaque ou alcali volatil. Il est bon de porter continuellement dans un petit sachet posé sur l'estomac un morceau de camphre, et absolument indispensable d'avoir une ceinture en flanelle, l'humidité et le froid étant autant à craindre que la chaleur.

Si, malgré ces précautions, on ressent les premiers symptômes de la maladie — qui sont refroidissements des pieds et des jambes, vomissements pour certaines personnes, évacuations claires et odorantes, tuméfaction avec enflures noirâtres du visage et parfois d'autres parties du corps, — lesquels arrivent d'ordinaire subitement et ensemble, une médication énergique et prompte est nécessaire. Pendant que l'on dépêche quérir le docteur, il importe que les personnes qui sont près du malade ne perdent pas leur temps en lamentations. Avec le premier astringent venu, eau-de-vie camphrée ou non, vinaigre, vin, ce qu'on se trouve avoir sous la main, frictionner fortement les parties refroidies et inférieures du corps, jusqu'à ce que la chaleur soit revenue; on emploie aussi dans ce but des sinapismes légers, des boules d'eau chaude, etc.; on fait boire une tisane quelconque, une infusion de feuilles de menthe, de préférence, avec une bonne cuillerée de rhum par tasse; légère diète; lavements amidonnés légèrement additionnés de quelques gouttes de laudanum; cinq grammes de nitrate de bismuth dans une tasse de tisane de laitue. Enfin injection d'acétate de morphine. La plupart du temps, l'atteinte sera passée lorsque le docteur arrivera.

Colique. — (Voir *Ventre.*)

Colonne vertébrale. — Les douleurs de la

colonne vertébrale ont toujours rapport à des maladies de cerveau, et sont souvent des précurseurs parfois bien lointains d'affaiblissement de la constitution. On fera bien de se fortifier par des frictions quotidiennes d'eau de Cologne ou d'eau-de-vie camphrée, et même par des frictions sèches.

La déviation de la colonne vertébrale, chez les enfants, est un signe de scrofule, de rachitisme, de mauvaise constitution. Il ne suffit donc pas de leur mettre un corset ou de les coucher sur un lit orthopédique, mais de refaire cette constitution par l'huile de foie de morue, les dépuratifs, l'air pur, des bains aromatiques et fortifiants.

Il arrive souvent aussi que la colonne vertébrale des enfants dévie parce qu'ils ne sont pas couchés suffisamment à plat, ou que dans la journée ils adoptent une mauvaise tenue.

Dans la migraine, la gastrite, l'indigestion, lorsque des vomissements vont avoir lieu, des douleurs se font sentir à l'extrémité de l'épine dorsale, puis du cou, sans qu'elles aient de l'importance, car elles disparaissent après que l'estomac est soulagé.

Cœur. Les maladies du cœur se guérissent difficilement, mais à l'aide de quelques soins il est facile de les calmer et de vivre avec n'importe laquelle de longues années. Beaucoup de patience est indispensable dans la médication, qu'il faut reprendre chaque fois que le mal revient. La base de cette médication est une vie calme, exempte d'émotions, un régime lacté (le lait d'ânesse est excellent), puis la digitale et le vésicatoire.

Rien n'est plus facile à diagnostiquer qu'une maladie de cœur; une toux persistante se retrouve dans presque toutes, que l'on croit, par ce fait, provenir d'un rhume mal guéri. Aussi faut-il prendre garde que le malade prenne un refroidissement, ce qui arrive fréquemment à une période avancée, par suite des oppressions nécessitant parfois les fenêtres ouvertes pour laisser pénétrer l'air.

L'auscultation joue un grand rôle dans le diagnostic de ces maladies; on fait asseoir le malade ou on le met debout, et on applique l'oreille sur le cœur pour reconnaître les bruits qui changent selon la maladie; ensuite, on applique la main sur le cœur, et en cognant sur cette main avec un doigt de l'autre main on obtient ce qu'on appelle la percussion. On reconnaît ainsi si le cœur occupe un volume plus ou moins grand, et s'il y a de la matité.

Le cœur de l'homme à l'état normal mesure douze centimètres de long sur neuf et demi de large; il est un peu plus petit chez la femme. Voici les différentes maladies du cœur par ordre alphabétique :

Anévrisme de l'aorte. Est considéré par le public comme maladie de cœur, à cause des battements du cœur qui frappent durement l'oreille et du bruit de souffle prononcé que l'on perçoit; ce n'est pas autre chose qu'une tumeur placée derrière le sternum, présentant parfois une saillie, provoquant de l'oppression et une toux irritée avec crachats clairs et écumeux. La douleur va souvent du sternum jusque entre les deux épaules. Aux points correspondants on constate de la matité. Difficulté à avaler : face tuméfiée, voix rauque et sifflante.

Granule de digitaline matin et soir; quelques gouttes de teinture de digitale sur un morceau de sucre, dans les menaces de syncope; compresse d'eau blanche ou extrait de saturne sur le point douloureux.

Atrophie du cœur, appelée communément *Anévrisme*. Battements à peine perceptibles; pouls petit et lent; apathie; syncopes; un peu de toux; oppression; le cœur tient moins de place qu'à l'état normal. — Prendre du vin de tanin; 20 centigrammes de poudre de pepsine avant chaque repas. Certaines personnes se trouvent bien de l'hydrothérapie, et d'un verre de sang de veau bu chaud le matin à jeun quand on peut se le procurer. Le malade sort toujours; il ne s'alite pas.

Endocardite. Bruit de râpe; augmentation du volume du cœur, palpitations et oppressions sans douleur. Large vésicatoire volant sous le sein gauche pansé avec de la teinture de digitale chaque matin; chaque soir un granule de digitaline; alimentation douce; vie calme. On peut vivre vingt ans avec cette maladie.

Hypertrophie du cœur, appelée aussi inflammation de l'aorte. Matité dénonçant une grande augmentation du volume du cœur; le cœur semble battre en travers, les battements violents soulèvent toute la poitrine; visage coloré, injecté de sang; essoufflement; gémissements dont le malade ne se rend même pas compte. Cauchemar, toux, manque de sommeil total.

Pour calmer les oppressions qui deviennent presque des coups de sang, plonger les mains dans l'eau chaude; fumigations d'alcali volatil, cigarettes de belladone. En appliquant un large vésicatoire tous les mois, et en prenant des granules de digitale, une ou deux par jour, en menant une vie calme, et suivant un régime lacté, on peut soulager cette maladie au point de ne presque plus s'en apercevoir; chaque fois qu'elle réapparaît, on reprend le traitement. Le lait d'ânesse est excellent; à la période aiguë de la maladie, pour éviter des crises terribles, la nourriture se composera uniquement de laitage. Le malade conserve un excellent estomac. Se termine par une hydropisie presque complète.

Palpitations. Battements de cœur survenant brusquement après une marche forcée, ou l'ascension rapide d'escaliers; on les remarque aussi à l'entrée de la nuit. Ils sont éclatants et s'accompagnent de bruits de souffle; comme ils sont accompagnés de quintes de toux et ont lieu surtout chez des personnes de constitution anémique, on est souvent tenté de croire ces personnes phtisiques.

Une cuillerée de sirop de digitaline dans de l'eau de fleur d'oranger, avec quelques gouttes d'eau de laurier-cerise; un granule de digitaline, suffisent à les calmer, en attendant que le tempérament de la personne se rétablisse.

Péricardite. Battements irréguliers, tumultueux, imitant le bruit de frottement et de cuir neuf; matité à l'endroit du cœur (c'est l'enveloppe du cœur qui est atteinte d'inflammation, et qui augmente de volume). Les signes distinctifs sont des soupirs poussés malgré lui par le malade; ce n'est que dans cette maladie qu'on remarque ces soupirs, parfois rires sardoniques, hoquets, un peu de fièvre, cauchemars. C'est la seule maladie de cœur qui offre cette particularité d'une douleur au cœur empêchant le malade de se coucher sur le côté gauche.

Large vésicatoire volant sous le sein gauche : friction de teinture de digitale; chaque soir, une cuillerée de sirop de digitale dans un tiers de verre d'eau de fleurs d'oranger avec une cuillerée de sirop d'éther; j'ai vu ce mélange réussir admirablement. Si une hydropisie semble se déclarer : tisane diurétique de pariétaire, pointes d'asperges, baies de genièvre.

Dans aucune maladie de cœur, il ne faut administrer de narcotiques tels que de l'opium, du sirop diacode, de la morphine, etc. La digitale est la seule substance susceptible de guérir à la longue une maladie de cœur, dont le premier pronostic, ainsi que pour les maladies de poumons, les maladies de foie, les cancers, etc., est un amaigrissement progressif.

Congestion : du cerveau. — (Voir *Paralysie.*)

Congestion du foie. Se produit assez souvent dans le cours de la phtisie, ou des maladies du cœur, ou encore après une chute. Douleur du côté droit; par l'auscultation, on reconnaît l'augmentation du volume du foie, qui dépasse le bord de la dernière côte. Sangsues, tisane de râpures de carottes.

Congestion du poumon. Se déclare assez souvent chez les personnes atteintes de maladie de cœur. Oppression, palpitation, toux, avec expectoration sanguinolente, pouls fort.

COLIQUE. — (Voir le mot *Ventre.*)

CONSTIPATION. — Se guérit par l'hygiène. Pour avoir raison de cette maladie, il ne faut pas la laisser devenir une habitude. L'usage continu des lavements devient par cette continuité inutile et nuisible. Suivre un régime laxatif, s'abstenir de vin, se purger avec des purgatifs rafraîchissants (voir l'article *Purgatif,* à la deuxième partie des *Médicaments*), mais surtout se présenter au cabinet tous les jours à la même heure avec une persistance obstinée. Le café au lait, le matin, est pour bien des personnes un excellent laxatif; on trouvera dans la partie *Médicaments* de cet ouvrage des recettes de purgatifs et des renseignements détaillés sur ces médicaments.

CONVULSIONS. — Se remarquent dans la *paralysie* et les *maladies du cerveau*, l'*épilepsie*, l'*hydrophobie*, l'*hystérie*, l'*éclampsie*, la *chorée*, et sous l'influence de la *dentition*.

Les bébés qui ont des convulsions, à l'époque de leur première dentition, sont traités par une cuillerée d'ipécacuana, par des lavements, quelques centigrammes de sulfate de quinine, un bain très chaud d'eau de savon; une cuillerée à café de sirop d'éther, répétée plusieurs fois par jour. — Surtout ne pas donner de calmants, de narcotiques, tels que l'eau de pavot, trop usitée dans les campagnes.

Eclampsie. (Voir au mot *Maternité*.)

Épilepsie. Cette terrible maladie revient à des époques plus ou moins éloignées; pendant les accès qui arrivent subitement, le malade se roule par terre en ne conservant aucune connaissance intellectuelle; il faut se garder de toucher le malheureux; il faut attendre, pour le relever, que l'accès soit calmé. On tâche seulement de passer un matelas sous lui, ou de la paille, afin qu'il ne se meurtrisse pas en se roulant. On recommande, comme calmant, de la tisane de racines de valériane.

Le bromure de potassium, de 1 à 3 grammes, de l'extrait de belladone en pilules de un centigramme, en en prenant progressivement d'une à huit et de huit à une, l'usage du chloral, produisent de bons effets. Se préserver du contact de l'écume qui vient sur les lèvres de l'épileptique.

Danse de Saint-Guy (en médecine *chorée*). État nerveux; sorte de convulsions, soubresauts accompagnés de rires et de pleurs; pas de fièvre et bonne digestion.

Hydrothérapie, gymnastique; la tisane de chenopodium, 4 grammes pour un litre d'eau, bien sucrée, parfumée d'eau de fleurs d'oranger est excellente pour les enfants.

Cors aux pieds. — (Voir *Pieds*.)

Cou. — *Torticolis*. On ne peut remuer le cou et tourner la tête d'un côté ou d'un autre sans éprouver une vive douleur. Il provient généralement d'un courant d'air, et d'ordinaire annonce un rhume. Il est souvent accompagné d'un peu de fièvre. Entourer le cou de laine chaude, boire une tisane sudorifique de bourrache ou de violettes; promener un sinapisme sur la douleur une minute à peine chaque fois. Prendre 10 centigrammes de sulfate de quinine.

Glandes et goîtres. Il ne faut pas confondre ces deux maladies. Les glandes diffèrent du goître en cela que la peau est rouge et gonflée, et que le doigt découvre un ou plusieurs corps arrondis et douloureux au toucher, formant souvent un *abcès froid.*

Chez les scrofuleux, ces tumeurs sont peu douloureuses, et se succèdent comme un chapelet. (Traitement de l'*adénite.* Voir aux *Tumeurs.*)

Si, concordant avec des ganglions au cou, une infinité de bosselures se montrent sur le ventre, faisant saillir la peau, accompagnées de la pâleur du visage, d'urines lactées, de selles irrégulières, de langue sale et de fièvre lente, on peut à coup sûr diagnostiquer le *carreau,* qui s'attaque surtout aux enfants mal soignés, nourris prématurément de soupe, etc. Outre une alimentation réparatrice, un changement d'air, il faut user de bains iodés, par un mélange de quatre grammes d'iode et dix grammes d'iodure de potassium, de frictions sur le ventre avec une pommade de iodure de plomb, et faire prendre de l'huile de foie de morue.

Le *goître* consiste en une tumeur placée au cou, plus ou moins grosse et quelquefois d'une forme bizarre, sans que la peau change de couleur, et sans occasionner aucune douleur qu'une gêne de la respiration et le gonflement des veines du cou.

Cette maladie provient généralement des lieux malsains que l'on habite, et le meilleur remède est de quitter le pays et d'aller habiter au bord de la mer. Les préparations iodées sont celles qui donnent les meilleurs résultats. Chaque jour avaler un gramme d'iodure de potassium, porter une cravate enduite à l'envers de la pommade à l'iode. (Voir *Médicaments.*)

Il y a un autre genre de goitre dit *exophtalmique*, qui est plus grave et provoque de l'oppression, des palpitations de cœur, perceptibles à distance, une faim excessive, une grande irascibilité; les yeux myopes deviennent saillants, au point d'empêcher les paupières de se rejoindre. Sangsues et purgatifs.

Coupures. — Laisser un peu saigner, et si l'instrument avec lequel on s'est coupé a été en contact avec des débris végétaux ou animaux déjà en décomposition, sucer la plaie et cracher la succion, ou faire épancher la plaie dans de l'eau tiède, puis rapprocher les bords de la plaie au moyen d'un morceau de taffetas d'Angleterre, afin de ne pas l'écorcher. Si elle saignait trop abondamment, serrer la plaie, l'imbiber de Baume du Commandeur et ne pas retirer l'appareil de plusieurs jours. Si l'on redoute une substance malsaine introduite, faire suppurer et même cautériser.

Crachats. — Les crachats varient selon les maladies. Pour les examiner, on fait cracher le malade sur une assiette, mais on a soin de ne pas examiner les expectorations faites après un repas ou une boisson.

Crachats aqueux, puis épais, muqueux, entremêlés de filets de sang, dénotent la *bronchite aiguë*.

Crachats blancs, verts ou jaunes, très épais, surtout le matin, *bronchite chronique*.

Crachats clairs, abondants après toux violente, *catarrhe*.

Crachats opaques, gobuleux, comme moulés, *asthme*.

Crachats contenant des filets de sang, ou tout à fait sanglants, comme du gruau délayé, *phtisie*.

Crachats rouillés, ressemblant à du jus de pruneaux, *pneumonie*.

Crampes. — Des crampes dans le ventre sont des symptômes de diarrhée et, accompagnées d'autres symptômes, de choléra ou de cholérine.

Des crampes dans l'estomac, dénotent de la gastralgie. (Voir *Estomac*.)

Quant aux *crampes* nerveuses que certaines personnes éprouvent souvent dans les mollets et autres parties du corps, par suite d'une position trop tendue, on les fait disparaître en se frictionnant le membre avec de l'eau-de-vie camphrée.

Dents. — Nous avons longuement parlé des

soins à donner aux dents dans notre premier volume, nous n'y reviendrons donc pas, sauf pour indiquer les cas suivants :

Si la dent douloureuse est cariée, le mal peut être névralgique ou inflammatoire, ce qui se reconnaîtra à l'épreuve de l'eau froide. Si le mal n'est pas dû à l'inflammation, on le calmera sûrement en bouchant la cavité de la dent avec une boulette de coton imbibée de l'un ou de l'autre des nombreux liquides recommandés contre le mal de dents, tels que : l'essence de girofle, la créosote, qui a l'inconvénient de faire disparaître la dent par morceaux et d'attaquer les autres dents, l'eau de Cologne, etc.

Voici une composition excellente pour calmer les maux de dents causés par la carie, aussi bien que par les névralgies :

Huile essentielle de girofle.	4	grammes.
Baume du Commandeur..	4	—
Teinture de baume de Tolu.	4	—
Laudanum de Sydenham..	1	—
Éther sulfurique..........	10	gouttes.

Il faut avoir soin de nettoyer le creux de la dent avec précaution, pour ne pas *blesser* la pulpe nerveuse, avant d'y placer le coton imbibé d'un médicament quelconque, et ne pas faire cette boulette plus grosse que la cavité de la dent. A défaut de la préparation ci-dessus, on peut imbiber le coton avec de l'éther ou avec du chloroforme simplement, ou du laudanum, mais éviter d'avaler.

On parvient souvent à calmer les rages de dents en mettant dans l'oreille du côté malade un tampon de coton imbibé d'éther ou de chloroforme.

Doigts. — Les doigts sont sujets à de petits accidents fréquents tels que brûlures, engelures, et surtout à deux maladies connues sous les noms de *tourniole* et de *panaris*, le plus souvent occasionnées par des piqûres, des épines ou des éclats de bois qui séjournent dans la plaie; parfois aussi elles viennent sans cause apparente. Dans le premier cas, il faut, à tout prix, faire sortir le corps étranger avant le développement de l'inflammation; si vous ne pouvez y parvenir, n'hésitez pas à l'extraire en agrandissant la petite plaie, sans vous effrayer de la douleur momentanée que vous pourrez ressentir et qui vous en évitera de bien plus aiguës et de bien plus longues. On arrive aussi plus facilement à faire sortir le corps étranger sans douleur si l'on a la patience de tenir le doigt dans de l'eau très chaude pendant une heure.

La *tourniole*, qui n'atteint que la peau de l'extrémité des doigts, n'est jamais dangereuse; cependant elle empêche de faire usage du doigt malade. Elle commence par une rougeur et un gonflement; bientôt la peau se soulève, et il se forme une ampoule qu'il faut percer, afin d'en faire sortir le liquide; ensuite couper la peau morte, couvrir la plaie d'un linge fin enduit d'huile et appliquer par-dessus un cataplasme de mie de pain et de lait tiède qu'il faut renouveler à mesure qu'il sèche.

Le *Panaris* est une inflammation beaucoup plus dangereuse que la précédente, car elle peut s'étendre aux tendons et aux os et les détruire. Aussi est-il prudent d'en arrêter le développement dès le début, ce qui se fait très souvent en tenant le doigt des heures entières dans de l'eau aussi chaude que possible. Si ce moyen ne réussit pas, on cherchera à calmer la douleur par des bains tièdes de décoction de guimauve et de pavots et par des cataplasmes faits avec la même décoction et de pain. Une goutte de laudanum sur le cataplasme calmera la douleur; surtout ne pas laisser refroidir le cataplasme, ni laver le doigt à l'eau froide, non plus lui laisser prendre l'air, même pendant qu'on le panse; l'entourer de ouate, le tenir relevé plutôt que baissé, et éviter de fatiguer la main. Le soigner comme il est dit au mot *abcès* pour le faire percer.

DOULEURS. — *Arthrite*. C'est une douleur très vive autour d'une articulation, dont le mouvement devient presque impossible; le plus souvent arrive un abcès et un déboîtement; même médication que pour la *psoïte*. (Voir ci-après.)

Goutte. La goutte est rare dans les classes pauvres, car elle provient d'une nourriture trop abondante, trop succulente, et surtout de l'abus des liqueurs. Aussi, dès qu'on en sent les atteintes, le premier remède est de se mettre à un régime rigoureux, de se priver d'aliments trop substantiels, de vins généreux, de boissons alcooliques et, en même temps, de faire le plus d'exercices possibles, quand les accès sont terminés; car, pendant que l'on éprouve les douleurs, la fatigue ne les ferait qu'augmenter.

Quelques personnes traitent la goutte par l'eau froide et s'en trouvent bien, mais ce régime ne saurait convenir à tous les tempéraments. Il y a quelques années, on avait cru avoir découvert le curatif de cette maladie incurable jusqu'à ce jour; c'était le salycilate; quelques natures très robustes en ont obtenu un succès merveilleux, mais d'autres ont succombé à ce traitement, dont nos jeunes médecins ont à peu près reconnu aujourd'hui qu'il ne fallait pas abuser.

La goutte ordinaire commence en général par une douleur vive à l'orteil qui devient rouge et gonflé; on peut souffrir de l'orteil pendant plusieurs années avant que la goutte se décide à arriver au genou, où les accès sont très douloureux, à tel point qu'on ne peut remuer le membre; par suite de cette immobilité, il s'ankylose, et de là vient que lors même que l'accès est passé, le membre ne reprend plus son élasticité première.

Il y a plusieurs genres de gouttes; il y en a qui restent *locales*, d'autres dites *ambulantes*, qui courent le corps. Il faut éviter que la goutte ne remonte. Lorsqu'une personne qui a cette maladie sent les douleurs lui embarrasser l'estomac, on s'empressera de lui appliquer des sinapismes, au risque de faire retomber l'accès dans les jambes.

Il n'y a donc, à proprement parler, guère de remèdes pour la goutte, surtout si l'on est déjà avancé en âge; on en mourra peut-être à quatre-vingt-dix ans. Si la goutte vous prend jeune, à cinquante ans, par exemple, on ira aux eaux indiquées pour cette maladie et on pourra essayer divers remèdes, entre autres, l'électricité.

Pour calmer les douleurs de l'accès, on appliquera des cataplasmes froids arrosés de laudanum, ou des compresses imbibées de quelques gouttes de chloroforme.

Prendre 50 centigr. de poudre de Dower

dans de la tisane de chiendent, et si les accès reviennent régulièrement, des pilules de sulfate de quinine et de digitale additionné de poudre de colorique, seront d'un bon effet, toujours selon les tempéraments. Injections de morphine ou d'antipyrine.

Névralgies. Douleur vive, revenant par accès plus ou moins longs, mais n'occasionnant ni rougeurs ni gonflement, ne laissant aucune trace. Quoique les névralgies affectionnent particulièrement la tête, on peut en avoir dans d'autres parties du corps. A part les injections de morphine, il n'est pas plus de remède radical pour les névralgies que pour les rhumatismes. Si elles reviennent périodiquement aux mêmes heures, on les fait disparaître avec du sulfate de quinine, pris de 5 centigr. à un gramme. Tous les autres remèdes sont des palliatifs employés pour calmer momentanément ou amuser le malade : térébenthine, sirop d'éther, vésicatoire volant ou mouche, etc.

Phlébite. Douleur le long des veines ; même traitement que pour l'arthrite, la goutte, le rhumastisme, etc.

Psoïte. Elle s'annonce par une douleur qui se produit dans les reins, dans les aines, gagne une cuisse, laquelle devient engourdie et embarrassée dans ses mouvements. Plus tard, boiterie, douleurs et difficulté pour se redresser; parfois impossibilité de retourner le membre atteint.

Cette maladie, qui n'est autre chose qu'une inflammation du muscle psoas, peut se terminer par résolution, mais, le plus souvent, elle donne lieu à un vaste abcès qui s'ouvre par un ou plusieurs points du bassin, genre de terminaison qui est précédée par des frissons, de la fièvre et une douleur pongitive dans l'aine du côté malade.

Au début, sangsues, demi-bains, bains entiers; cataplasmes et lavements émollients, frictions mercurielles. Une cuillerée à bouche soir et matin de sirop de proto-iodure de fer. Si l'abcès est devenu manifeste, l'ouvrir à l'aide de caustiques par le procédé indiqué à l'*Abcès par congestion*. Injections d'eau alcoolisée, lorsque la suppuration tend à diminuer.

Rhumatismes. Le rhumatisme est une douleur violente qui attaque soit les articulations, dans ce cas on l'appelle *articulaire;* soit les muscles, il est alors *musculaire;* on ne peut mouvoir la partie attaquée qu'avec de grandes souffrances. Il y a aussi le rhumatisme *ambulant* qui se promène d'un endroit à l'autre du corps. Le froid, l'humidité surtout, étant les causes de cette maladie, c'est par la chaleur qu'on peut espérer la réduire. Des bains de vapeur aromatiques, des frictions d'opodeldoch, de baume tranquille ou d'huile de jusquiame, avec quelques gouttes de laudanum, de la flanelle, de la tisane de gayac, sont autant de moyens qui peuvent réussir à calmer l'accès, car le rhumatisme disparaît subitement comme il est venu, pareil à la névralgie, mais il est rare qu'il ne devienne pas plus fréquent avec les années. Les vésicatoires volants réussissent parfois, lesquels vésicatoires sont pansés avec un centigramme d'hydrochlorate de morphine. Il y a des eaux thermales excellentes tant qu'on est jeune. Les injections sous-cutanées de morphine font disparaître toute douleur (Voir à la partie *pharmacie*, l'article spécial à ce médicament).

La *sciatique* est une douleur aiguë qui vient

à la cuisse et fait souffrir cruellement pendant une période d'une quinzaine de jours parfois. Même traitement que pour les rhumatismes et les névralgies.

Empoisonnements. — Il n'est rien de plus utile que de savoir ce qu'il y a à faire contre un empoisonnement et de connaître les contre-poisons. Il faut donc en faire une étude sérieuse.

Dans les derniers temps que j'exerçais, un jour, vers cinq heures du matin, une main, évidemment émue, à en juger par la manière convulsive dont celle-ci tinta, agita la sonnette de ma porte. — Maintenant, avec les timbres, on a rendu tous les coups de sonnette semblables, on a détruit la poésie du coup de sonnette ! et si mes jeunes lectrices se demandent ce que je veux dire, leurs mères me comprennent, j'en suis sûre ; jadis on reconnaissait le visiteur ami à sa manière de secouer la sonnette comme on reconnait le pas, c'était une personnalité, une individualité...

Mais voilà que je m'égare dans une dissertation sans objet ! A quoi bon regretter le temps passé en ce siècle pratique ! Mon rôle ici est au contraire tout actif et de vous prémunir! La main qui agitait la sonnette avec tant d'émotion, était celle d'un père, d'un pauvre ouvrier, dont l'enfant avait avalé à neuf heures du soir, la veille, des allumettes chimiques. Le pauvre homme était aux cent coups. Il avait couru toute la nuit après des médecins; le premier qu'on lui avait indiqué n'était pas chez lui. Pendant le temps qu'il s'y était rendu, l'heure s'était avancée et le pharmacien avait fermé; le second médecin et les suivants où il se présenta étaient couchés et refusèrent de se déranger; il y a malheureusement de ces refus, rares, mais qu'il faut excuser, en songeant que, souvent, jouets de leurs émotions, les parents dérangent les médecins pour des bagatelles, et ce n'est qu'à force d'être ennuyés et attrapés, pourrait-on dire, que certain nombre de praticiens, qui ont, après tout, leur santé à ménager comme d'autres, et sont doués d'un dévouement moins absolu, refusent de se déranger pour les gens qu'ils ne connaissent pas.

Ce pauvre père était aux abois; comme je

me lève matin, je pus le recevoir; il apportait l'enfant et je lui administrai dans mon cabinet même le contre-poison. Mais que d'angoisses auraient été épargnées si quelqu'un de ceux qui s'étaient trouvés autour de l'enfant avait connu le moyen si facile d'obvier au mal!

Rien n'est plus fréquent, surtout à la campagne, que les empoisonnements involontaires. Les enfants veulent tout manger, portent tout à leur bouche.

Il peut arriver aussi qu'on se trompe de fiole ou de bouteille, et qu'on donne ou qu'on prenne un liquide mortel. On peut être, enfin, appelé à secourir un suicidé, ou des personnes empoisonnées sans le savoir.

Quand, après un repas, une personne bien portante est prise tout à coup de coliques, d'envies de vomir ou de vomissements, d'une façon tout à fait insolite, il peut y avoir empoisonnement, et on doit examiner ce qu'elle a pu manger. On s'occupera aussitôt de faire évacuer le poison au moyen de vomitifs et de purgatifs.

Si les vomissements ont lieu naturellement, on n'aura qu'à faciliter par des boissons tièdes administrées abondamment; s'il n'y a que des envies de vomir, on donnera un vomitif de 10 centigrammes d'émétique dans un verre d'eau tiède, à boire en trois ou quatre fois, à cinq minutes d'intervalle; 1 gramme d'ipécacuana, administré de la même manière, provoquera aussi des vomissements.

Si l'empoisonnement remonte à quelques heures, une partie du poison peut avoir pénétré dans les intestins, et ce n'est plus un vomitif qu'il faut donner, mais un vomitif et un purgatif: 10 centigrammes d'émétique mêlés à 30 grammes de sulfate de soude ou de magnésie, dissous dans un litre d'eau; un quart de lavement avec addition de deux cuillerées de sel de cuisine, pourra suppléer.

L'eau albumineuse, qui se fait en délayant des blancs d'œufs dans de l'eau, à dose de quatre blancs d'œufs pour un litre d'eau, est le contre-poison le plus facile à se procurer: la boire en trois ou quatre fois, à cinq minutes d'intervalle. (On peut prendre aussi une cuillerée à café d'amidon dans un litre d'eau qu'on aura fait bouillir, ou une ou deux cuillerées à café de magnésie délayée dans l'eau.)

Pour le *phosphore, allumettes chimiques*, dont les symptômes sont les mêmes que ceux décrits ci-dessus, plus une odeur caractéristique, on fait vomir à l'aide de dix à quinze centigr. d'émétique et des boissons indiquées ; il faut s'abstenir d'huile.

Pour l'*iode*, boissons déjà indiquées.

Pour le *chlore*, si on n'a fait que le respirer, donner des gargarismes émollients ; s'il a été avalé, boire du lait et des boissons albumineuses.

Pour les *acides sulfurique, azotique, chlorhydrique, phosphorique, oxalique ou sel d'oseille, citrique, tartrique, acétique, vinaigre bleu de composition*, etc., boissons indiquées premièrement ou de l'eau de savon (15 grammes de savon blanc pour 2 litres d'eau tiède), ensuite ingurgiter du lait.

Pour l'*arsenic*, faire vomir, boire de l'eau à la magnésie, boissons émollientes et diurétiques.

Pour l'*alcali* et l'*ammoniaque*, eau vinaigrée

faite de une cuillerée de vinaigre pour un verre d'eau, limonade au citron, lait.

Pour l'*eau de javelle*, eau de blancs d'œufs.

Pour le *sublimé corrosif*, eau albumineuse, lait.

Pour le *vert-de-gris*, eau albumineuse, lait.

Pour le *nitrate d'argent*, la *pierre infernale*, boire de l'eau salée (10 grammes de sel pour un litre), boissons émollientes.

Pour les poisons végétaux tels que l'*anémone*, la *clématite*, la *coloquinte*, la *renoncule*, le *pied d'alouette*, il n'est pas de contre-poison spécial. Il faut provoquer les vomissements en titillant la luette, en faisant boire beaucoup d'eau tiède, d'eau albumineuse; pas d'émétique.

Pour les poisons animaux tels que les *moules*, les *laitances*, les *cantharides*, chatouillements de la luette par ingestion d'eau tiède, d'eau albumineuse; de l'émétique (0,10 centigrammes pour un demi-litre d'eau tiède). Après le vomissement, faire prendre quelques gouttes d'éther sur un morceau de sucre.

Les poisons narcotiques, lesquels se manifestent par un état comateux, quelquefois des convulsions mais rarement des vomissements, sont : l'*opium*, le *laudanum*, la *morphine*, la *codéine*, la *jusquiame*, la *laitue vireuse*, le *laurier-cerise* ou *laurier à bouillie*, l'*if*, le *safran*, l'*acide prussique*, *etc.*; ils se traitent à l'aide de contre-poisons, ainsi qu'il suit : émétique, 0.10 à 0.25 centigrammes, dissous dans un verre d'eau fraîche ou tiède. On chatouille le fond de la gorge, et, quand le malade a vomi, on combat le poison qui sera resté à l'aide de décoctions de noix de galle à la dose de 1 gramme pour un verre, et par du café en abondance; ensuite boire de l'eau acidulée avec du jus de citron ou du vinaigre. Empêcher le malade de s'endormir.

Pour l'*acide prussique* et l'*eau de laurier-cerise*, faire respirer de l'ammoniaque, infusions de café, douches d'eau froide le long de la colonne vertébrale.

La *belladone*, le *tabac*, l'*aconit*, la *ciguë*, l'*ellébore*, la *scille*, la *colchique*, la *digitale*, le *laurier-rose*, la *rue*, etc., les symptômes étant les mêmes que dans les empoisonnements par l'opium, on les traite par l'émétique, l'ipécacuana et le chatouillement de la luette. Si le poison a eu le temps de pénétrer dans l'intestin, on fera prendre la solution d'émétique et de sulfate de soude; boissons acidulées.

Pour la *noix vomique*, la *strychnine*, le *camphre*, la *fève Saint-Ignace*, la *fausse angustaie*, la *coque du Levant*, etc., faire boire de la décoction de quinquina.

Champignons. L'empoisonnement par les champignons réclame un prompt vomitif, puis un purgatif pour chasser tout ce qui reste de poison. On donne ensuite une forte infusion de café, quelques gouttes d'éther sur du sucre. Il faut éviter l'eau vinaigrée qui rendrait plus active l'action interne du poison. Il est absolument faux de croire que les champignons sont inoffensifs quand ils ne noircissent pas une cuiller d'argent plongée dans l'eau en ébullition. Tous les jours on voit les champignons les plus vénéneux ne pas noircir les cuillers d'argent.

Pour l'*ivresse*, un verre d'eau contenant dix gouttes d'ammoniaque la fait disparaître.

Enfants. — Le cadre de cet ouvrage ne nous permet pas de nous occuper de l'hygiène et des maladies de l'enfance, pour lesquelles un volume entier ne serait pas de trop. Cependant nous devons dire que la propreté, la patience, les soins attentifs, le bon sens peuvent suffire à prévenir bien des maladies et des accidents. Quand l'enfant vient au monde, si on ne lui donne pas le lait de la mère, que Dieu a proportionné à ses forces, on lui donnera un peu d'eau sucrée. On doit autant que possible choisir une nourrice jeune, et dont le lait ne soit pas vieux. Habituer l'enfant à prendre le biberon est une précaution utile.

Être bien persuadé qu'un enfant ne pleure pas sans motif; vérifier les épingles et les cordons; voir s'il n'a ni trop froid ni trop chaud, si la lumière ne le gêne pas. Un enfant nerveux, maladif, ne doit être ni irrité, ni excité. Ne pas exiger trop de calme d'un enfant qui doit être turbulent et bruyant de sa nature.

Ne pas exciter un enfant par des plaisirs trop émouvants. (Voir d'ailleurs les *Conseils sur l'hygiène, le règlement de vie*, etc., dans le premier tome du *Carnet du vieux Docteur*, et dans les *Notes d'une Mère.)*

Engelures et crevasses. — Pour les prévenir, il faut éviter le froid et l'humidité, ou s'y habituer; ne jamais laver à l'eau chaude les parties qui en ont été atteintes; ne les réchauffer que doucement quand elles sont prises par le froid, et, s'il est possible, par des frictions loin du feu; enfin éviter tous les changements brusques de température.

On se préserve plus sûrement, et même on guérit les engelures qui commencent, par l'un des moyens suivants : en exposant la partie à la vapeur du soufre enflammé; en la lavant soir et matin avec de l'eau tiède, dans laquelle on a mis deux cuillerées à bouche d'acide muriatique (esprit de sel), par verre; ou avec du vin aromatique auquel on ajoute une demi-once d'ammoniaque liquide par demi-bouteille. On tient ces liqueurs bien bouchées, et pour s'en servir on en verse quelques cuillerées dans un verre.

Quand l'engelure est établie et qu'il y a trop

d'inflammation pour employer ces moyens, surtout les deux derniers, on lave avec de l'eau tiède dans laquelle on met une cuillerée d'extrait de saturne par verre. Dès que l'inflammation a cessé, les lavages doivent être faits avec du vin de quinquina, ou une décoction de tannin, ou d'écorce de chêne. Si l'engelure est entamée, on applique de la charpie sèche, ou imbibée de ces liqueurs.

Voici une autre recette :

Bassiner les endroits atteints (car il n'y a pas qu'aux mains qu'on ait des engelures, et bien des personnes en ont aux doigts de pied, au talon, au lobe de l'oreille, à l'extrémité du nez) d'une eau dans laquelle on a fait bouillir des pommes de terre et qu'on additionne de quelques gouttes d'extrait de Saturne, puis on applique une pommade préparée au bain-marie, comme toutes les pommades, composée des ingrédients suivants :

Graisse douce........	30 grammes.
Créosote.............	10 gouttes.
Extrait de Saturne...	10 —
Extrait de thébaïque.	20 centigrammes.

On peut, aussi, lorsque les engelures sont ulcérées, appliquer des compresses imbibées d'extrait de Saturne et d'eau-de-vie camphrée mélangés à parties égales.

Les *crevasses* des mains ne peuvent être guéries, surtout pendant l'hiver, qu'en évitant les causes qui les produisent, telles que l'impression du froid, de l'humidité et des substances irritantes que, dans certaines professions, les ouvriers sont obligés de toucher. On baigne les mains deux ou trois fois dans de l'eau de mauve tiède; on essuie bien, et on couvre les crevasses de cérat de saturne, et toute la main de gants ou de linges, pour éviter l'action de l'air. La guérison est prompte, mais, dans le cas même où la cause continue d'agir, on diminue toujours notablement les crevasses en y entretenant la plus grande propreté, en oignant les mains d'une substance grasse, douce, et en les couvrant le plus souvent possible de glycérine.

Les mêmes moyens conviennent aux crevasses des pieds qui sont moins communes.

Le célèbre Percy a recommandé comme le

meilleur des remèdes des crevasses une pommade faite avec :

Moelle de bœuf crue, 1 once ;
Graisse de rognons de veau, 2 onces;
Miel et huile d'olives, demi-once de chacun.
Camphre, 1 demi-gros.

On applique cette pommade et on recouvre d'un gant ou d'un bas selon que l'engelure se trouve placée à la main ou au pied.

ÉRUCTATIONS, FLATUOSITÉS, VAPEURS. — Les personnes qui sont sujettes à ces inconvénients doivent examiner d'abord l'état de leur estomac ; la plupart du temps, ils proviennent d'embarras gastriques et disparaîtront en soignant cette maladie. Souvent, au lieu de sortir du corps, les vents restent à l'intérieur et sont l'occasion d'une gêne. Un peu de tisane d'anis les fait évacuer.

ESTOMAC. — Il y a un grand nombre de maladies d'estomac, dont les principaux symptômes sont des crampes, des douleurs au centre de l'estomac et des dérangements de corps. (*Embarras gastrique.*)

Le mal d'estomac est produit par des matières bilieuses ou glaireuses. La bouche est amère ou pâteuse, il y a dégoût ou répugnance pour les aliments, langue jaune ou très blanche. Prendre alors de l'émétique ou de l'ipécacuana, et ensuite boire du thé léger ou une infusion de tilleul sucré; on ajoute à ces boissons du jus de citron. Ce genre de mal d'estomac provient de trop de nourriture, surtout malsaine, quoique abondante.

Lorsque les maux d'estomac sont produits par des acides, il revient sans cesse un goût aigre dans la bouche; on prend deux ou trois fois chaque jour, dans quelques cuillerées d'eau sucrée, 60 décigr. de magnésie; on peut y joindre autant de poudre de rhubarbe.

Aux personnes pâles et faibles, qui vivent mal et qui ont des suppurations longues, il faut faire prendre des tisanes amères de petite centaurée, de racine de gentiane, de quinquina et les sucrer avec du sirop d'écorce d'orange, boire de l'eau ferrée, du bon vin en petite quantité, manger des aliments substantiels, et faire de l'exercice sans fatigue.

Les personnes nerveuses ont des maux d'estomac qui s'appellent *gastralgies* et se calment par les antispasmodiques : tisanes de fleurs de tilleul, de caille-lait, de feuilles d'oranger, de racine de valériane ; on fait infuser ces plantes à 15 grammes par pinte d'eau et l'on sucre avec du sirop de pivoine, de coquelicot ou de safran. On en boit trois ou quatre verres par jour.

La potion suivante, prise dans les vingt-quatre heures, par cuillerée à bouche, réussit bien dans les douleurs nerveuses :

Eau de laitue.........	60	grammes.
Teinture de benjoin..	2	—
Sirops de fleurs d'oranger et de ronce, sirop diacode.........	15	—

On essaie successivement l'eau d'orge, de gruau, d'avoine, de gomme, l'infusion des fleurs de mauve, de violette. On sucre ces boissons avec du sirop de gomme ou d'orgeat, et l'on en boit trois ou quatre tasses par jour, en ajoutant une cuillerée à café de fleurs d'oranger. Souvent le bouillon de veau ou de poulet réussit mieux. Si la douleur est forte, on applique sur le creux de l'estomac un cataplasme émollient, et même quelques sangsues quand la langue est rouge et qu'il y a beaucoup de chaleur. On doit plus insister sur ces moyens si l'on a remarqué que le mal augmente en prenant du vin, des liqueurs et des aliments échauffants; la tisane de chiendent est excellente.

Par ce motif, la nourriture sera aussi douce que possible; le lait réussit bien dans ce cas; d'autres fois il ne passe pas et les farineux sont plus utiles.

La *dyspepsie* est une maladie d'estomac qui fait qu'on ne peut manger de farineux ni des aliments sans éprouver de la diarrhée qui alterne ensuite avec de la constipation. Le régime seul, un régime de viandes, peut à la longue rétablir les intestins, car cette maladie est plutôt une maladie d'intestins que d'estomac.

La *gastrite* est d'une nature moins nerveuse que la gastralgie. Elle prend après le repas, surtout après avoir absorbé des aliments lourds, indigestes. C'est une douleur de l'estomac avec envie de vomir. Le remède infaillible pour guérir les accès et même les prévenir aussitôt qu'on les sent, c'est une potion ainsi composée : dans une petite tasse d'infusion de fleurs de tilleul et de feuilles d'oranger, une cuillerée de sirop d'éther et une cuillerée de sirop diacode. Si l'on n'a pas sous la main du tilleul, verser les sirops dans un quart de verre d'eau de fleurs d'oranger. Si le mal n'est pas tout à fait dissipé, à la première dose, répéter le médicament d'heure en heure.

Indigsetion. — Cette indisposition n'est pas grave, en général, si l'on est bien portant. On peut facilement l'éviter en ne se laissant pas aller à manger demésurément des aliments indigestes ou trop mélangés, des moules, des farineux, du lait après des huîtres, etc., aller en voiture à reculons après le repas, selon que l'on se connaît l'estomac plus ou moins délicat.

D'ordinaire, une légère infusion de thé, de camomille ou de tilleul et de fleurs d'oranger ont raison de l'indisposition avec quelques heures de repos. Si les nausées ou les douleurs sont trop violentes, prendre cinq centigrammes d'émétique dans un verre d'eau, ou un gramme de poudre d'ipéca.

Pyrosis. Le pyrosis est une maladie qui coexiste souvent avec la *gastralgie*, mais qui peut se produire en dehors de toute complication. Il atteint les personnes qui abusent des aliments gras, des fritures, des salaisons, etc.

Il est caractérisé par une sensation de fer rouge le long de l'œsophage, par des nausées, des éructations, avec soif et faim prononcées, de la salivation, de la constipation et du mal de tête.

Eviter l'usage des aliments qui favorisent le développement du pyrosis, et prendre deux fois par jour, au commencement du repas, une bonne pincée de la poudre suivante, qu'on enveloppera de pain azyme, ou d'un peu de soupe; Magnésie calcinée; rhubarbe en poudre, à parties égales; tisane d'orge ou de chiendent.

Évanouissement. — On donne le nom d'*évanouissement* à plusieurs genres de syncope qu'il faut savoir distinguer, car les soins sont différents; l'évanouissement causé par le coup de sang, l'apoplexie, laisse le cœur battre régulièrement et nécessite, comme nous le disons en expliquant ces maladies, d'asseoir le malade ou de le dresser debout afin que le sang quitte la tête. Dans les syncopes provenant des nerfs ou de l'asphyxie, le cœur ne bat plus ou presque plus, il faut étendre le malade tout au long par terre, la tête plutôt basse, et le faire revenir en lui faisant respirer du vinaigre.

CANCER D'ESTOMAC. — (Voir le mot *Cancer*.)

FIÈVRE. — Il y a bien des genres de fièvres; nous parlons de la *fièvre bilieuse*, au sujet des maladies de foie, au mot *Foie*. Ici, nous nous occuperons seulement des fièvres les plus fréquentes, les plus connues.

Disons d'abord que toutes les fièvres se soignent par la quinine et les toniques; en même temps il est bon de se tenir le corps parfaitement libre.

On peut parfaitement faire usage de *sulfate de quinine*, sans médecin, pourvu que l'on sache l'employer, c'est-à-dire que l'on connaisse les doses à administrer et le moment de les prendre.

1° Il ne faut jamais administrer la quinine pendant l'accès de la fièvre ni pendant le travail de la digestion ; autant que possible, une dizaine d'heures avant l'accès.

2° La dose varie selon l'âge du malade, l'intensité de la maladie.

En général il suffit de

5 à 20 centigrammes pour un enfant de 1 à 3 ans ; 20 à 50 centigrammes pour un enfant de 5 à 15 ans ; 30 centigrammes à 1 gramme de 15 à 70 ans.

On peut employer, par économie, de l'écorce de quinquina jaune ; la dose de 8 à 10 grammes équivaut à 1 gramme de quinquina ; la quinine est surtout indiquée pour les fièvres ou douleurs qui reviennent à des intervalles réguliers. Quelques-uns prétendent qu'il ne faut pas arrêter les fièvres. Pour nous, aussitôt que nous découvrons des velléités de fièvre annoncées par la courbature, une excitation fébrile, nous ordonnons la quinine et nous sommes persuadé avoir évité maintes fièvres typhoïdes, éruptives et autres.

La *fièvre intermittente* débute par un

froid plus ou moins long, suivi de chaleur et de sueur. Elle revient par accès, sautant quelquefois un jour ou deux. Par la per cussion, on constate du côté droit de la poitrine, une augmentation du volume de la rate.

Cette fièvre, dont les derivés s'appellent *fièvres rémittentes*, *fièvres pernicieuses* et qui prend aussi le nom de *fièvre tierce* ou *quarte*, selon qu'elle revient tous les trois ou quatre jours, se gagne surtout aux environs des eaux stagnantes, dans les pays marécageux, devant des végétaux en décomposition donnant des émanations malsaines, des travaux de terrassement, des défrichements. Elle provoque un grand affaiblissement de tout l'organisme, demande un traitement long et se guérit très bien en la soignant; négligée, elle peut devenir très grave. Prendre beaucoup de café et de la quinine.

La *fièvre typhoïde* est une maladie très sérieuse, d'ailleurs très fréquente, et dont, malgré sa gravité, on est bien loin de toujours mourir. Que de gens connaissons-nous qui ont eu la fièvre typhoïde? Cependant ils en conserveront longtemps des traces dans les fonctions cérébrales. La mémoire ne revient jamais aussi bonne, la tête aussi forte.

Cette maladie s'attaque spécialement aux natures fortes et sanguines, ne craignant ni les fatigues ni les excès, ayant le sang à la tête, le teint coloré et s'adonnant sans repos à des travaux de tête. La température humide, le soleil brûlant, le défaut de propreté en facilitent la contagion. Lorsqu'il y a une épidémie dans le pays, il n'est pas toujours prudent de le quitter subitement ; la fatigue produite par les changements des habitudes fait souvent éclater le germe que l'on emporte avec soi.

Le meilleur préservatif est le calme d'esprit et de corps, la sobriéte en tout; si l'on se trouve en contact avec des malades, se parfumer d'acide phénique et d'antiseptiques.

C'est, le plus souvent, de quinze à quarante ans que l'on a la fièvre typhoïde. Cependant beaucoup d'enfants l'ont aussi, mais les personnes âgées l'ont très rarement.

Un violent saignement de nez, des douleurs et gargouillements dans l'abdomen, des courbatures, fétidité d'haleine, pouls fréquent, surdité et mal de tête, aussi vomissements, sont les pronostics de la maladie. Des sinapismes, une purgation douce, tenir le corps libre, une boisson rafraîchissante et calmante, sont les premiers soins à donner.

Un vomitif de 40 centigrammes d'ipéca dans un verre d'eau tiède, puis une purgation saline, 40 ou 50 grammes de magnésie, peuvent parfaitement enrayer la maladie, ou en diminuer de beaucoup l'intensité, si la personne atteinte est de bonne constitution. Diète absolue, sauf un peu d'excellent consommé, et de la tisane de tilleul alternant avec de la limonade.

Si les forces diminuent, on soutient le malade avec deux à quatre cuillerées à bouche de sirop de quinquina. On frictionne l'abdomen avec de l'onguent mercuriel belladoné. On administre des remèdes (clystères) ainsi composés :

2 grammes d'extrait de quinquina ; — 20 centigrammes sulfate de quinine ; — 5 gouttes, liqueur anodine d'Hoffmann ; le tout dans 200 grammes d'eau distillée.

Dans certains cas, dès le début on peut aussi, pour essayer de soulager la tête, mettre deux ou trois sangsues derrière les oreilles. En somme, cette maladie étant fort grave, il est bon d'appeler non seulement un médecin habituel, mais une illustration de la faculté en consultation.

Voici un remède qu'on a beaucoup recommandé pendant la dernière épidémie de cette fièvre :

Donner deux ou trois cuillerées à bouche de fort café noir (je dis café et non pas chicorée), toutes les deux heures.

Alterner avec une ou deux grandes cuillerées de bon vin de Bordeaux.

Faire prendre, dans la journée, de la limonade Rogé (par demi-verre) pour maintenir la liberté de l'intestin.

Administrer, matin et soir, à six heures, de 20 à 50 centigrammes de sulfate de quinine.

Il est bien entendu que les doses doivent être proportionnées à l'âge des sujets.

Suivant l'auteur, le café est l'agent de beaucoup le plus important, les autres ne sont que des adjuvants.

On le voit, c'est excessivement simple et facile tout au moins à expérimenter.

Le café est d'ailleurs un excellent fébrifuge, mais on peut faire bouillir du café vert, au lieu d'une simple infusion de café torréfié, et éviter ainsi l'insomnie qu'il cause.

La *congestion cérébrale*, dite souvent fièvre cérébrale, *la méningite* viennent ajouter à la gravité de la fièvre typhoïde. (Voir à *Tête.*)

Quant aux *fièvres éruptives*, *rougeole*, *vérole*, *fièvre scarlatine*, nous avons cru devoir les traiter à *Peau* (maladies de). La *Fièvre jaune* est traitée au mot *Foie*.

FLANCS. — Tout ce qui attaque le *flanc droit* se rapporte généralement aux maladies bilieuses et du foie ; ce qui attaque le *flanc gauche* a rapport aux maladies du cœur et de la rate.

Il faut signaler principalement trois maladies dans lesquelles on souffre de la *rate :*

1° La *splénite*. Matité au niveau de la rate, douleur existant du côté gauche de la poitrine augmentant par la douleur et la respiration, fièvre par accès, vomissements, urines foncées, constipation. Selon l'âge et le tempérament du malade, il peut être bon d'appliquer une quinzaine de sangsues sur le côté douloureux. Huile de ricin, tisane de racine d'épinevinette; 30 centigrammes de sulfate de quinine.

2° La *splénalgie* ou névralgie de la rate. Douleur d'une extrême acuité survenant subitement au bas de la poitrine du côté gauche, s'étendant parfois du rein à l'épaule. Pas de fièvre. Comme pour toutes les névralgies, chaleur et éther sulfurique.

Dans la *fièvre intermittente*, on constate une augmentation du volume de la rate. (Voir aux *Fièvres*.)

Voici maintenant les maladies qui attaquent le *flanc droit* et, par conséquent, le *foie*.

Fièvre bilieuse. Douleur au creux de l'estomac et au flanc droit, mal de tête au-dessus des sourcils, teinte jaune dans les yeux ou générale; vomissements ou diarrhée; soif, pouls fréquent. Diète et purgatifs : abstention d'aliments gras, donnant de la bile.

Hépatite. Douleur à la base des côtes du côté

droit, que la respiration, le mouvement, la pression augmentent; langue jaune verdâtre; ictère général plus marqué aux yeux; diarrhée, vomissements. Lorsque l'*hépatite* devient *chronique*, il se forme un abcès, le bord du foie dépasse le rebord costal; manque d'appétit; urines huileuses et décolorées, plus tard noires. Large vésicatoire sur les dernières côtes du côté droit. Eau de Seltz et eau de Vichy; si l'abcès peut s'ouvrir au dehors, on le fait à l'aide de caustiques: régime de viandes blanches, légumes frais; beaucoup de raisin, tisane de carottes; purgation au calomel.

Jaunisse ou *ictère*. Légères douleurs au flanc droit et dans le creux de l'estomac; coloration jaune générale, surtout dans les ongles et le blanc des yeux. D'ordinaire, elle est causée par une frayeur, une émotion violente, ou à la suite de formation de calculs dans les conduits biliaires, ou encore pour avoir bu à la glace quand on est en transpiration; c'est la bile qui se mêle au sang et donne cette teinte jaune. Elle peut être aussi épidémique, et se gagner; on remarque de la courbature, des troubles digestifs, envie de vomir; elle s'accompagne souvent de constipation. Si elle n'est pas occasionnée par une maladie de foie, elle dure quinze à cinquante jours. On donne des purgatifs à l'eau de Sedlitz ou de rhubarbe, des boissons rafraîchissantes, telles que petit-lait, bouillon de veau, tisane de semences de carottes. Absence de fièvre.

Fièvre jaune. Flanc droit douloureux, ainsi que le creux de l'estomac; pouls fréquent sans augmentation de chaleur, vomissements noirâtres, peau jaune tachetée, hémorrhagie. Lotions d'eau vinaigrée sur le corps, limonade et eau de valériane glacée avec cinquante centigrammes de quinine. On l'a rarement en France.

Il y a encore grand nombre de maladies de foie qui, toutes, attaquent le flanc droit et réclament des soins longs et particuliers. Elles offrent à peu près toutes les mêmes symptômes, qui dénoncent d'une manière certaine une maladie de foie, car ils en sont inséparables : nuance jaune de la peau, vomissements, urines safranées, douleurs du côté droit.

On les soigne avec des acides, des eaux purgatives, comme les eaux de Hombourg, de Kissingen, de Vichy. Quoique les maladies de foie se guérissent difficilement, on peut subsister avec elles jusqu'à l'âge le plus avancé. Elles provoquent à devenir morose et hypocondre.

Les *coliques hépatiques* qui existent dans beaucoup de maladies de foie se dénotent par des selles de boulettes.

Gencives. — La maladie la plus ordinaire des gencives est celle qui déchausse les dents; comme pour toutes les autres maladies de la bouche, une cuillerée à café de poudre d'alun, autant de chlorate de potasse dans un demi-verre d'eau, composent le meilleur spécifique. Il faut tenir cette eau dans la bouche quelques minutes à plusieurs reprises, de façon que les gencives en soient bien imprégnées, sans s'inquiéter de l'impression qu'elle produit sur les lèvres ou les gencives, impression qui disparaît promptement.

Ne pas craindre de faire saigner les gencives en brossant les dents.

Gorge. — Nous comprenons également sous ce mot les maladies du larynx et du pharynx, que le public est amené à confondre.

La plus fréquente des maladies de la gorge, et la plus connue, est celle qui attaque les amygdales; celles-ci sont, comme chacun sait, deux espèces de glandes en forme d'amande, que l'on aperçoit dans le fond de la gorge de chaque côté de la luette. Les jeunes gens sont très sujets à cette maladie que l'on appelle *amygdalite*, et dans laquelle les amygdales, rouges et gonflées, empêchent d'avaler même de la salive, et ne laissent passer qu'une voix enrouée; souvent il n'y en a qu'une d'attaquée. Sinapismes, tisane de fleurs de mauve; régime doux, lait et consommé; gargarisme suivant : 3 grammes de borax, 75 grammes miel rosat, eau de racines de guimauve, une pincée d'alun. Si la maladie ne cède pas et tend à devenir chronique, et que l'on ait un bon médecin sous la main, il vous extirpera les amygdales sans danger et sans trop de douleur, ce qui est un bon débarras pour les jeunes gens qui se trouvent les avoir naturellement trop fortes.

Le gargarisme indiqué pour les gencives est excellent contre l'*amygdalite*.

L'*angine* se reconnaît à la douleur qu'éprouve le malade à avaler ; le fond de la gorge est rouge, la luette est allongée et gonflée, ce qui provoque des nausées et même des vomissements. La fièvre est plus ou moins forte. Elle survient le plus souvent après ce qu'on appelle un chaud et froid, et s'attaque aux personnes sanguines. Le mal est subit. On doit aussitôt appliquer des sinapismes aux pieds ; une friction de baume tranquille fortement dosé de laudanum sur la gorge calme la douleur.

On prend ensuite des gargarismes composés de miel, d'eau de racine de guimauve et de pousses d'églantier. Quand l'angine passe à l'état chronique, on gargarise journellement avec une forte solution d'alun calciné et de chlorate de potasse. Ceci pour l'angine simple.

Mais nous avons aussi l'*angine couenneuse*, sorte de croup des adultes, qui s'attaque également aux enfants et se communique.

Elle s'annonce par la difficulté à avaler et à respirer, par l'altération de la voix, par des douleurs d'oreilles, des saignements de nez et par l'engorgement des ganglions du cou.

Si l'on inspecte la bouche en comprimant la langue avec la queue d'une cuillère, on aperçoit au fond de la bouche des pellicules blanches, épaisses, bordées d'un pourtour rouge vif. Il y a aussi parfois des vomissements et de la diarrhée. L'usage d'ipécacuana, 40 centigrammes pour adulte, dans un verre d'eau tiède; gargarisme de 10 grammes de borax mêlé à 200 grammes d'eau miellée; touche légère avec le crayon de nitrate d'argent des pellicules blanches, tel est le régime à suivre, accompagné d'une alimentation légère. On appliquera des sinapismes comme pour l'angine simple, et on fera usage de l'*Élatine* comme antiseptique, ainsi que nous l'indiquons pour la bronchite.

La *pharyngite*, qui attaque le haut du gosier, se traite de même par l'élatine.

GRAVELLE. (Voir le mot *Urine.*)

HALEINE. — L'haleine sert aussi à diagnostiquer les maladies; elle est mauvaise, d'abord, quand on a les dents gâtées, et dans ce cas il suffit de rincer la bouche avec de l'eau parfumée d'un élixir dentifrice, d'essence de menthe ou d'une goutte de phénol.

L'haleine mauvaise quand on s'éveille et après le repas, si l'on n'a pas de dents gâtées, dénote des embarras gastriques. (Voir *Estomac*.) On l'améliore en prenant des pastilles de charbon de Belloc ou du bismuth.

Dans les maladies nasales, dans les angines gangreneuses, dans les cancers d'estomac, les maladies vermineuses, l'haleine est fétide.

Hernie. (Voir le mot *Ventre*.)

Hoquet. — Le hoquet n'est pas une maladie, mais le résultat d'un état nerveux de l'estomac, aussi se produit-il dans les maladies nerveuses comme l'hystérie, ou de l'estomac comme l'hypocondrie, dans la gastrite, sans parler naturellement des maladies graves où le hoquet vient avec l'agonie. Le hoquet ordinaire, assez fréquent surtout dans l'enfance, où l'on mange gloutonnement, ou bien au contraire où l'appétit est excité, se passe par une forte surprise, ce qui prouve bien qu'il est nerveux; on le fait passer aussi en retenant son haleine; de là viennent les moyens indiqués de boire lentement de l'eau fraîche, de fixer le bout de son nez, de recevoir une clef dans le dos, etc.; on le fera passer aussi en respirant de l'éther sulfurique ou de l'alcali.

Hystérie. — C'est une maladie fort à la mode maintenant, et à laquelle on attribue une foule de crimes et délits. Elle sert beaucoup d'excuse devant les tribunaux. Le fait est que beaucoup de femmes de nos jours y sont sujettes. Comme toutes les maladies nerveuses, on est tenté de ne pas y croire, et aucune comme celle-ci ne porte plus à penser que la malade « le fait exprès. »

Voyez-vous une femme avec des signes extérieurs suffisants de bonne santé, s'enthousiasmer et se dégoûter d'un jour à l'autre du même objet, et à la moindre contrariété, sangloter, pousser des cris perçants, tomber en attaques de nerfs; se calmer, recommencer sans motifs, si bien que son entourage se sent vraiment ému;

dans la vie ordinaire, cette femme a l'imagination vive, elle raconte des faits étonnants, les brode, les arrange, au point qu'on la croit sur parole; et elle se figure positivement qu'elle est sincère : hystérie! hystérie!

Les contrariétés vives, la température orageuse, la fatigue extrême déterminent les crises, pendant lesquelles on se contentera de jeter de l'eau froide sur la tête et de faire respirer de l'éther. En dehors des crises, ces personnes souffrent de névralgies, de douleurs au creux de l'estomac et le long de l'épine dorsale; elles éprouvent la sensation d'une boule qui monte dans le gosier, parfois elles restent anesthésiques en partie du côté gauche. De la tisane de valériane, du bromure de potassium, du chloral, du potage de laitue, des rafraîchissants, beaucoup d'exercice à pied et à cheval, le changement d'air, ou mieux encore une occupation sérieuse et attrayante, et la maladie disparaîtra comme par enchantement.

Cependant, si le sujet a toujours été de mauvaise santé, se trouve en proie à une grande anémie et tombe dans des attaques qui le laissent privé de sentiment, l'état peut devenir très grave; il faut remédier à l'anémie et calmer les nerfs, autant que possible. Le mariage est souvent recommandé pour les jeunes filles dans cet état; j'en ai connues qu'il a guéries, d'autres qui sont mortes le lendemain de leurs noces.

Hydrophobie. — Le meilleur remède contre cette maladie est de s'en préserver, non par une crainte exagérée des animaux, mais par une grande prudence vis-à-vis les bêtes que l'on perd des yeux. Le chien le mieux soigné, si on le laisse courir avec d'autres chiens, peut être mordu et par là devenir enragé. Or, il n'est pas toujours possible de préserver son chien à ce point. Avec un chien, qui a toujours de l'eau fraîche à sa disposition, qui n'est pas taquiné, irrité, trop tenu attaché, trop privé d'accomplir les fonctions de la nature, il n'y a rien à craindre, et on ne doit pas s'alarmer pour les morsures qu'il peut faire en jouant; cependant il faut les soigner, les cautériser sans retard, et y appliquer un cataplasme. Si l'on sait avoir eu affaire à un animal enragé, il ne faut pas se troubler, mais se soigner, ce que ne font pas deux personnes sur dix; de là vient qu'elles succombent toutes. Laver immédiatement la plaie à grande eau et y appliquer une ventouse, puis la cautériser profondément; huit heures après environ, appliquer dessus un large vésicatoire, que l'on entretiendra et fera suppurer. En même temps, prendre des bains de vapeur répétés. Suivre un régime calme et rafraîchissant.

Des boutons ou ulcérations des deux côtés de la langue, une grande inflammation du larynx, sont les pronostics de cette affreuse maladie.

Un malade qui avait ordonné qu'on le mît dans un bain de vapeur jusqu'à ce que l'asphyxie s'ensuivît, fut sauvé par la transpiration.

C'est donc par la transpiration qu'on agit; en cela, on semble aider la nature, car les gens atteints de la rage semblent s'efforcer de saliver.

Le traitement nouvellement expérimenté avec succès consiste *en injections sous-cutanées de pilocarpine, à la dose d'un centigramme;* il doit produire des sueurs copieuses et une salivation abondante. On donne en outre une potion composée de :

Bromure de potassium.	8 grammes.
Chlorate hydraté.	4 —
Sirop de codéine.	30 —

Les expériences sont difficiles à faire par suite de la rareté de la maladie. Dieu merci! Il n'importe! Il suffit qu'il y ait le moindre espoir pour qu'on y fasse attention. Je crois donc qu'il serait très opportun de faire désormais figurer dans sa pharmacie la pilocarpine; et le triste cas échéant, de l'employer; c'est le cas de dire que, si ça ne guérit pas, on ne risque pas d'empirer.

Il va sans dire que si l'on est à portée du cabinet de M. Pasteur, on ne négligera pas la célèbre médication dont il dispose, surtout si on est *sûr* que l'animal était enragé.

Beaucoup de personnes se figurent que tout chien qui mord est enragé; de là, une source de craintes et d'effrois sans motifs. Que de malheureux toutous sont sacrifiés ainsi à une peur ridicule. Un chien a perdu son maître; il est désespéré, il court en tous sens, il s'échauffe, il tire la langue, il souffre, il a soif, il hurle; au lieu de chercher à l'apaiser, de le réconforter, on lui jette des pierres, on le poursuit. Affolé, il mord; c'est fini : il doit être enragé!

Un chien est tranquille sur une porte, un passant lui donne un coup de canne, un enfant lui fait des cornes, le chien se jette sur celui qui le taquine, le mord. J'ai été témoin de pareilles scènes; vite, on va chez le commissaire, et on oblige le propriétaire à faire tuer son pauvre chien; cependant, il n'était pas enragé.

Le chien enragé a un aboiement rauque qui le fait reconnaître sans qu'on l'ait jamais entendu. Il y a deux sortes de rages : la *rage muette*, le chien reste dans sa niche, morne, ne prenant aucune nourriture, il ne mord pas et succombe par la paralysie; la *rage* ordinaire, il court droit devant lui et ne mord que ceux qui veulent s'opposer à sa course.

Hydropisie. — L'hydropisie est un enflement du corps toujours croissant. En général, il est le résultat d'une grave maladie, arrivant à sa dernière période. Cependant il existe une hydropisie simple que l'on peut prolonger longtemps par des diurétiques très énergiques.

Langue. — L'état de la langue guide beaucoup de médecins dans le diagnostic des maladies.

La langue *rouge*, surtout aux abords et à la pointe, dénonce la gastrite.

La langue *large et sale* dénote des embarras gastriques ou une maladie vermineuse.

La langue est un peu sèche, *jaune* ou blanc verdâtre dans la fièvre bilieuse, la fièvre jaune, les maladies de foie, etc.

La langue *tremblante* se voit dans les paralysies, congestions, etc.

La langue *saignante* dans les maladies nerveuses.

Il y a diverses petites maladies qui attaquent la langue :

1° Les *aphtes*. (Voir au mot *Bouche*.)

2° Le *muguet*. Toute la bouche est parsemée de petites pustules d'un blanc opaque, qui empêchent de manger; cette maladie s'attaque d'ordinaire aux enfants mal soignés, tenus malproprement et dans des conditions insalubres. Elle peut devenir fort grave, si elle se répand à l'intérieur du corps. S'il est léger, on le guérit facilement, en touchant les points blancs avec du miel rosat auquel on a ajouté du borax.

3° La *glossite*, où la langue est rouge et gonflée, avec pupilles dures (quelquefois produites par le venin de vipère). Altération des saveurs, douleurs et picotements. Eau de racine de guimauve, parfois sangsues et même trachéotomie.

LÈVRES. La nuance et même la forme des lèvres sont un diagnostic des tempéraments.

Les lèvres *pâles* dénotent le tempérament anémique et la chlorose; les lèvres *colorées*, la fièvre; les lèvres *bleues*, l'asphyxie, le choléra; les lèvres *proéminentes* et *gonflées* un tempérament scrofuleux ou lymphatique au plus haut point.

Le *cancer* à la lèvre. (Voir le mot *Cancer*.)

Les gerçures des lèvres se guérissent promptement si l'on évite de les mouiller avec la langue, et d'arracher avec les dents les petites pellicules qui s'y forment, enfin si on les couvre d'onguent rosat *(Voir à la IIe partie)* ou seulement de suif de chandelle.

Les lèvres qui ont été gercées et qui ont eu des incisions, ne retrouvent jamais ce lisse qu'ont les lèvres admirablement belles.

Une petite *fissure* dans la lèvre disparaît aussi par l'usage de la tisane d'orge perlée.

Ces petites fissures ne risquent de s'envenimer que par un contact malsain.

MAL DE MER (LE). — Les voyages à l'étranger, car c'est par ceux-là seulement que, nous autres Français, pouvons expérimenter la mer, deviennent de plus en plus fréquents. La vapeur rapproche les distances aussi bien sur l'eau que sur la terre. On va en Algérie aussi simplement qu'en Angleterre. Bien plus, la traversée en Amérique est devenue presque une excursion. Il n'est donc pas inopportun de traiter de l'indisposition la plus désagréable au monde, précisément parce qu'elle n'est pas dangereuse et fait endurer néanmoins mille morts. Cependant il y a des estomacs qui supportent parfaitement le roulis du navire, d'autres qui essaient en vain de tous les préservatifs, lesquels, par parenthèse, sont souvent du charlatanisme.

Darwin a prétendu que le mal de mer est dû au vertige que la mobilité des objets détermine. C'est bientôt dit, mais le vertige n'est qu'un des symptômes du mal de mer. A ce compte-là, il suffirait de fermer les yeux pour en être préservé, et tout le monde sait que les aveugles n'en sont pas exempts.

Wollaston croit à une congestion cérébrale produite par le mouvement en sens inverse du navire; M. Pellarin invoque un certain état anémique du cerveau; M. Autric accuse une commotion cérébrale occasionnée par les oscillations du bâtiment; M. Chapmann attribue le mal de mer à un afflux anormal du sang dans la partie postérieure des centres nerveux; M. Keraudren donne comme cause principale les mouvements, ne regardant l'odeur de la cale, du goudron, le trouble de la vue que comme des causes très accessoires.

Parmi les médicaments recommandés, je trouve d'abord la médication s'adaptant à toutes les théories, du docteur Le Coniat, médecin de la marine, qui propose des frictions avec le sulfate d'atropine sur le creux de l'estomac et l'application d'une plaque de cuivre en communication avec un appareil de Ruhmkorf. Il prétend guérir les vomissements par ce moyen. Il est vrai qu'il laisse passer le premier jour. Or, les vomissements peuvent parfaitement, dans ce cas, s'arrêter d'eux-mêmes.

Le chloral vanté par Giraldès est fort utile aux gens qui ne peuvent se soustraire à l'obligation d'affronter une grosse mer et pour une courte traversée.

Keraudren, qui, comme nous le disons plus haut, attribue le mal de mer aux mouvements du navire portant le trouble dans le jeu du diaphragme et des organes contenus dans l'abdomen, Keraudren conseille de se serrer le ventre avec une ceinture laissant toute liberté à la poitrine. L'emploi de ce remède n'est pas nouveau, car Montaigne en fait mention. « Par cette légère secousse, dit-il, que les avirons donnent, desrobbant le vaisseau soubs nous, je me sens brouiller, je ne sais comment, la teste et l'estomach. Les médecins m'ont ordonné de me presser et cengler d'une serviette le bas du ventre, pour remédier à cet accident, ce que je n'ai point essayé, ayant accoutumé de luicter les défauts qui sont en moi, et les dompter par moi-même. » Il peut être utile, surtout aux gens obèses; nous l'avons vu échouer souvent, mais il est certain qu'il peut rendre les vomissements moins douloureux.

Bacon trouvait souverain un petit sachet de safran porté sur le creux de l'estomac. Si cela ne fait pas de bien, cela ne fait pas de mal! mais je préfèrerais du camphre !

J'en dirai autant de l'application de la glace le long de la colonne vertébrale, que préconise Chapmann, fidèle à la théorie que j'ai indiquée plus haut.

Mais les conseils les plus sérieux, les plus sensés et les plus faciles sont les suivants, donnés par le docteur Decaisne.

« Si le temps est beau, la mer calme, tenez-vous sur le pont, au grand air, bien couvert selon la saison, afin d'être à l'abri du vent et de l'humidité. Allez et venez, ne restez pas immobile. Dirigez votre promenade plutôt vers le centre du navire que vers les extrémités, laissez distraire votre regard et votre pensée par ce beau spectacle, jamais monotone de la grande mer. Gardez-vous, les fumeurs, d'allumer votre cigare : la nausée viendrait vite.

» Dès avant le départ, vous avez dû faire suspendre un hamac, ou même encore un cadre, dans un endroit bien aéré, près de la partie centrale du navire, à l'abri des odeurs de la machine, et autant qu'il se peut des bruits d'en haut. Si le vertige vous gagne, si vous sentez monter la nausée, c'est là qu'il faut vous réfugier au plus vite. Enlevez vos vêtements, que le corps soit libre ; pas de cravate, ni de ceinture, ni de jarretières, et couchez-vous dans vos draps avec une ou deux couvertures en plus, suivant la saison, car dans cet état de maladie le froid produit une impression des plus pénibles.

» Dans un cadre, le mouvement de roulis passe inaperçu et celui de tangage est bien diminué. Essayez de lire pour occuper votre pensée et ne pas songer au mal dont vous avez tantôt senti la menace; respirez de temps en temps un flacon de sel. A l'heure du repas, gardez-vous de quitter votre lit suspendu, et si vous sentez que votre estomac est toujours chancelant, essayez seulement d'une tasse de café froid et peu sucré, ou encore étendez d'eau votre café et ajoutez quelques petites cuillerées d'une liqueur cordiale (chartreuse, genièvre, cognac, etc.). On peut attendre, ainsi couché et fort paisiblement, la fin de la traversée, qui durera un jour ou deux.

» Mais si le voyage doit être de quelque durée? mais si les nausées deviennent de plus en plus menaçantes, que faire? S'il s'agit d'une personne maladive, ou encore d'un organisme frêle, délicat, pour lequel le vomissement, l'anéantissement qui l'accompagnent peuvent être l'origine de troubles graves, c'est le cas de recourir au chloral. Inutile de proposer des aliments à qui vient de vomir, faites-lui ingérer de l'eau frappée et additionnée ou de vin de Champagne ou d'un peu d'eau de Seltz, afin que l'estomac, si le vomissement se produit de nouveau, ne se contracte pas tout à fait à vide;

pas de sucre, pas de sirop pour éviter les aigreurs.

» Après ces premiers orages, le lendemain, le surlendemain, vous essaierez le café, le thé, le bouillon ; si le temps est favorable, le malade devra se lever, faire des ablutions d'eau fraîche, se vêtir chaudement, puis monter sur le pont et rester quelques instants au grand air. Le jour suivant, l'alimentation deviendra plus substantielle, la promenade sur le pont un peu plus prolongée ; et c'est ainsi que notre passager pourra graduellement s'habituer à la mer, sauf à regagner au plus vite son cadre, dès qu'une mer un peu grosse et des mouvements plus vifs du navire viendront de nouveau le troubler dans sa sécurité. Que le médecin n'oublie pas de surveiller les fonctions intestinales, car le mal de mer s'accompagne habituellement d'une constipation quelquefois difficile à vaincre. »

MATERNITÉ. — Une jeune femme et les personnes de son entourage doivent être au courant des soins à donner, dans cet état intéressant ; ils se réduisent à peu, si la santé est bonne.

Une première grossesse est toujours plus importante que celles qui lui succèdent, devant avoir une certaine influence sur elles. Dès le début, il faut éviter des secousses telles que la danse, l'équitation, et de trop grandes fatigues. Les bains, entiers ou de pieds, les tisanes de tilleul, les purgations sont prohibés. Les premières manifestations sont des nausées et un malaise indéfinissable, un état énervé qui passent. Au cinquième mois, l'enfant commence à remuer.

Continuer la vie ordinaire, avec les abstentions indiquées plus haut; éviter de se comprimer le corps dans un corset; prendre une nourriture saine et fortifiante; à la fin, éviter la voiture, mais ne pas négliger de faire de l'exercice et d'aller au grand air autant que l'on peut à cette époque; bains quotidiens.

Préparer la layette, le berceau et un lit de sangle à l'avance au milieu de la pièce, afin que la mère puisse être replacée dans un lit propre. La chambre doit être chaude, mais aérée; on doit avoir sous la main de l'eau chaude et des serviettes. Après la délivrance, laisser la malade dans un repos absolu; ne tolérer aucune visite ni conversation autour de son lit. Si la mère nourrit, les suites sont bien plus aisées puisque la *fièvre de lait* n'est pas à craindre; on peut donner de la nourriture presque immédiatement: si, au contraire, elle ne nourrit pas, une diète absolue est indiquée les premiers jours, ainsi que des purgatifs.

L'éclampsie, sorte de convulsions suivies d'un état comateux, survient dans les cas difficiles. Des sinapismes aux cuisses apportent un soulagement, ainsi que des vésicatoires.

La *péritonite* est souvent une suite de couches, et provient de refroidissement dans les intestins. C'est une maladie grave qui laisse un tempérament délicat. Elle se manifeste par une douleur très vive qui occupe tout le ventre, et qui ne supporte pas la moindre pression. Elle est accompagnée de fièvre, de constipation, de nausées, de vomissements. On fait sur le ventre des onctions avec l'onguent suivant :

Onguent mercuriel....	10 grammes.
Extrait de belladone...	1 —

Le mercure abîmant les dents, il suffit quelquefois de mettre des cataplasmes fortement laudanisés, ou de badigeonner l'abdomen avec du laudanum. Limonade pour boisson. Après une péritonite, on portera un caleçon et une chemise en flanelle.

Membres fracturés, entorses, foulures, chutes. — Les foulures et les entorses sont bien à tort traitées légèrement; les chutes, en général, méritent plus d'attention qu'on n'y en apporte d'ordinaire. Un enfant tombe, il pleure, il crie, on le relève, on le gronde la plupart du temps; l'enfant se tait, étouffe ses plaintes; l'amour du jeu l'emporte, il ne sent plus son mal; il rentre à la maison inquiet, il pleurniche sans oser dire à ses parents qu'il est tombé, sa bonne se garde bien de le dire aussi. Le lendemain, il sent toujours une douleur au genou, il n'en dit rien encore, il finit par s'habituer pour ainsi dire à la douleur, cependant elle augmente de jour en jour; on s'aperçoit enfin que l'enfant boite; le médecin arrive et trouve le genou anchylosé, un abcès intérieur s'est formé; il faut faire une opération qui peut mener loin.

Je n'ai pas la prétention de comparer la chute d'un enfant à celle d'un adulte. Néanmoins, je conseille aux parents de veiller sérieusement, et de défendre avec sévérité qu'on leur cache des accidents de ce genre. Une simple compresse d'eau fraîche, mélangée d'arnica si c'est possible, appliquée à temps, peut empêcher bien du mal.

On doit d'ailleurs éviter autant que possible qu'un enfant tombe, ne serait-ce que par coquetterie maternelle. Y a-t-il quelque chose de plus laid que de voir ces jolies petites jambes abîmées de *bleus*, de *noirs* et d'écorchures? Cela prouve ensuite que l'enfant n'est pas fort, qu'il fléchit facilement.

Lorsqu'une personne adulte vient à tomber, si elle se sent bouleversée, disposée à perdre connaissance, elle devra immédiatement boire un peu d'eau fraîche, dans laquelle on verse quelques gouttes d'arnica, lorsqu'on en a sous la main, afin de calmer l'émotion du contre-coup; car il peut résulter d'une chute une commotion tout autre que le léger *bleu* causé par elle. Le contre-coup pour un adulte est souvent très mauvais; des érésypèles, des dartres, des abcès, etc., surviennent fréquemment.

Le contre-coup calmé, on soigne le véritable coup s'il y a lieu.

Les contusions, les foulures et les entorses ne doivent pas être négligées.

Il faut immédiatement plonger le membre dans de l'eau froide. C'est un remède très facile et qu'on a toujours prêt. Il est radical, absolu et préférable à n'importe quel autre. Ce remède est aussi le premier à faire pour un membre fracturé en attendant le traitement.

Après une immersion de deux heures — on peut mettre dans l'eau de l'arnica ou de l'extrait de Saturne; — lorsque l'inflammation est ainsi prévenue, on frictionne le membre avec de l'eau-de-vie camphrée en le massant en tous sens, afin de s'assurer que les os et les muscles n'ont pas été froissés, et remettre les articulations si elles ont été luxées. Puis on remet immédiatement des compresses d'eau froide à l'arnica, en bandant fortement. On ne discontinue pas d'humecter les compresses, jusqu'à ce qu'on ne ressente plus de chaleur et que l'enflure ait disparu. Tant que l'on éprouve la moindre douleur, on ne doit se servir en quoi que ce soit du membre malade; s'il s'agit d'une foulure ou d'une entorse de la cheville, il faut se garder de poser le pied par terre, et d'appuyer dessus, sans quoi l'enflure reviendrait; du moment que l'inflammation est éloignée par l'eau froide, on fait des frictions réitérées avec de l'eau-de-vie camphrée et du baume de Fioraventi, afin de rendre de la force au membre atteint. Mais le repos absolu est la précaution principale à observer. Une simple foulure dure au moins une huitaine de jours, une entorse trois semaines ou davantage. Le membre doit être tenu allongé verticalement, afin que le sang n'y afflue pas.

Le premier effet d'une entorse ou d'une foulure est de faire enfler la partie atteinte. Puis il se forme une rougeur vive qui se change en noir et qui passe ensuite par les différentes teintes de bleu violet, vert et jaune.

On reconnaît qu'un membre est fracturé quand il est impossible de s'en servir et qu'il tombe inerte; quand les os sont brisés, le moindre attouchement ou le moindre mouvement provoque des douleurs atroces.

On emploie pour ces cas-là l'eau froide en attendant le pansage, qui la réclame d'ailleurs également. Un muscle détendu ne se remet jamais. Les membres fracturés ou foulés, même cassés, se remettent parfaitement.

Le traitement d'un membre fracturé est très important; bien traité, l'accident peut ne pas laisser de traces; dans le cas contraire, on risque de rester infirme toute sa vie.

A Paris, la chirurgie, si perfectionnée, possède des appareils très ingénieux. Mais c'est aux abandonnés dans la campagne que nous devons donner le moyen de se sortir d'affaire. Il faut tout d'abord immobiliser le membre en l'attachant entre des lattes de bois; une gouttière en zinc fait encore mieux l'affaire, mais il faut faire attention que le membre soit bien placé dans la pose qui lui revient pour qu'il ne souffre pas. Il va sans dire qu'un coussinet bien moelleux est mis dans l'appareil.

On recouvre aussi d'un appareil de plâtre, qui n'est retiré qu'au bout de six semaines.

L'immobilisation dure quarante jours au minimum, et souvent jusqu'à quatre-vingt-dix jours, selon que la constitution du patient est plus ou moins forte pour reconstituer l'os fracturé. La moindre imprudence consistant à bouger le membre trop tôt oblige à recommencer, et dans de bien plus mauvaises conditions.

Le membre doit être posé légèrement soulevé, afin que le sang n'y arrive pas.

Le régime pendant ce laps de temps doit être tonifiant, et le chlorate de chaux est souvent ordonné dans ce cas pour reconstituer les os. (Voir *Pansements* dans la partie des *Médicaments.*)

MORSURES *d'animaux sains, chiens, chats,* etc. — Ces plaies, dont la gravité n'offre rien de sérieux et varie suivant leur étendue, leur profondeur et leur multiplicité, ne demandent qu'un soin, celui de prévenir l'engorgement inflammatoire; applications immédiates imbibées d'eau froide, dans laquelle on versera une cuillerée d'extrait de Saturne ou de la teinture d'arnica et quelques gouttes d'acide phénique par précaution, dans un verre d'eau; baume du commandeur si elles saignent abondamment; si l'inflammation vient quand même, application d'un petit cataplasme de graine de lin, ou les baigner longuement dans une infusion de fleurs de mauve très chaude.

Morsures de serpents venimeux. — En Europe, le reptile le plus venimeux est la vipère.

La tête de la vipère diffère de celle de la couleuvre, en ce que les écailles qui recouvrent sa tête sont semblables à celles du corps, tandis que chez la couleuvre la tête est couverte d'écailles plus grandes que celles du reste du corps.

Il n'y a que deux espèces de vipères en France: la *vipère commune* et l'*aspic*. Il est très utile de savoir les reconnaître.

La *vipère commune* est brune, avec une ligne noire en zigzag qui règne tout le long du dos: elle se trouve dans presque toute la France et recherche les lieux boisés et rocailleux.

L'*aspic* est également brun, mais, au lieu d'une ligne de zigzag, son dos présente quatre séries de taches noires. Quoique ces deux serpents doivent être évités avec soin, il s'en faut de beaucoup que leur morsure soit toujours mortelle, car les venins n'agissent pas comme les virus, il en faut une certaine quantité pour déterminer la mort; ainsi une seule morsure sera moins dangereuse que plusieurs morsures. On peut d'ailleurs éviter facilement la rencontre de ces dangereux reptiles; on sait qu'ils ne sortent pas de leur retraite avant le lever du soleil, qu'ils y rentrent quand il est dans toute sa force, qu'ils se tiennent dans les endroits cachés et fuient toujours lorsqu'on s'approche d'eux. Tous ces renseignements sont très utiles à retenir.

La morsure porte l'empreinte de deux dents venimeuses et s'accompagne d'un léger écoulement sanguin; le blessé ressent une douleur vive, cuisante, qui s'étend bientôt dans tout le membre, et de là jusqu'aux viscères du thorax.

Les deux piqûres des crochets à venin rougissent bientôt et s'ecchymosent; la partie se gonfle, et le plus souvent ce gonflement s'étend au loin, gagne rapidement tout le membre blessé et même le tronc; des ampoules, semblables à ceux de la brûlure, s'élèvent aux environs de la plaie; puis la douleur diminue, la tension inflammatoire dégénère en un empâtement mou; la partie devient froide et la peau se couvre de grandes taches livides et comme gangréneuses.

Une heure ou deux après l'accident, le malade éprouve des angoisses, des faiblesses, de la difficulté à respirer, des sueurs froides et abondantes; le pouls se concentre, devient petit et inégal, l'œil se trouble, la raison s'égare; il survient des vomissements, quelquefois des déjections bilieuses, abondantes, des sueurs froides, presque toujours une jaunisse universelle, de vives douleurs vers le nombril.

Lorsque la maladie se termine par la mort, la gangrène envahit la blessure, des hémorragies ont lieu par les muqueuses nasales, buccales et intestinales.

D'après Fontana, le danger ne serait pas réel; un homme n'aurait rien à craindre, puisqu'il faudrait 15 centigrammes de venin pour le tuer et que la vipère n'en possède que dix. Moquin-Tandon a depuis démontré que chaque crochet de la vipère peut fournir 7 centigrammes de venin.

Les idées de Fontana ont été partagées par plusieurs auteurs. Ainsi Boyer dit à ce propos : « Quelle que soit l'intensité des accidents qui accompagnent la morsure de la vipère, elle est bien loin d'être aussi dangereuse qu'on le croit ordinairement. Il est très rare qu'elle soit mortelle, et dans le cas où elle fait périr, cet événement fâcheux est dû à la grande quantité de venin inoculé, au nombre de morsures, à leur situation dans le voisinage des organes les plus nécessaires à la vie et à l'omission des secours convenables.

« Dans les cas ordinaires d'une seule morsure aux extrémités des membres, les malades guériraient, quand même ils ne recevraient aucun secours ; mais alors les accidents seraient plus graves et se dissiperaient beaucoup plus lentement ; peut-être même le venin pourrait-il faire une impression longue et fâcheuse sur la constitution : il ne faut donc pas négliger d'employer de bonne heure les moyens les plus propres à faire cesser ces accidents. »

Depuis Boyer, Follin, dans son premier volume de *Pathologie externe* (1861), écrit : « Les conséquences des morsures de vipères ne sont point en général aussi graves ; la mort n'est guère la terminaison de cet accident que chez des enfants et chez des pusillanimes, ou chez ceux dont la constitution est épuisée, quand la morsure a lieu dans certaine région comme le cou, où le gonflement des tissus peut amener des troubles graves dans les fonctions respiratoires ; enfin quand l'animal est âgé, irrité et sans avoir mordu depuis longtemps. Paulet a fait voir par des expériences que les morsures de vipères sont plus graves en été qu'en hiver ; c'est qu'en hiver le reptile est engourdi et peu disposé à verser beaucoup de venin dans la plaie. Le plus souvent donc, ces morsures n'ont pas de suites graves, et au bout de quelques heures ou d'une journée, le gonflement diminue, la chaleur revient, le pouls se relève, la sueur se développe et les plaies se cicatrisent ; mais pendant plusieurs jours, et, dans quelques cas, pendant quelques semaines, on constate un peu d'œdème et une coloration un peu jaunâtre sur la peau. »

Le meilleur moyen est de sucer immédiatement la plaie; on peut le faire impunément, car le venin n'est dangereux que mis en contact avec une plaie ou une surface excoriée. Ce danger existe encore, bien que le venin ait été desséché depuis un an. Ne pas négliger de cracher la succion.

Si l'on était à même d'appliquer une ventouse, on pourrait le faire durant le temps qu'on prépare un traitement plus efficace. On doit aussi en même temps appliquer une ligature entre la partie blessée et le cœur, afin de retarder l'absorption du poison.

Ces soins préliminaires donnés, on doit se hâter de détruire le venin déposé sur la plaie, en le renfermant dans une eschare, ce que l'on obtient à l'aide de la cautérisation. Cette cautérisation peut être faite avec un petit fer rougi à blanc, ou mieux un morceau de potasse caustique, que l'on taillerait de manière à pouvoir être introduit dans la plaie; on doit le faire pénétrer jusqu'au fond, en le poussant à l'aide d'une aiguille à tricoter; puis on le maintient au moyen d'un morceau de sparadrap de diachylon. Faute de potasse caustique, on peut se servir de tout autre caustique liquide, tel que l'acide nitrique ou l'acide sulfurique; mais alors il faut agrandir la plaie, afin que ce liquide puisse pénétrer. Dans un cas pressé, on pourrait même se servir de poudre à canon qu'on allumerait; mais toujours à la condition de débrider, sans quoi il n'y aurait que la surface de cautérisée par la combustion de la poudre.

Faute de mieux, on peut aussi se servir d'ammoniaque liquide; mais seulement en attendant qu'on puisse avoir recours à un traitement plus énergique; car, malgré l'observation de Bernard de Jussieu, l'ammoniaque liquide, comme caustique, n'est pas toujours efficace, ce dont il est facile de se convaincre en lisant le travail du docteur Viaud-Grand-Marais, travail où se trouvent rapportés plusieurs cas de mort, bien que les malades eussent été soignés par l'ammoniaque liquide, administré comme caustique à l'extérieur et comme excitant à l'intérieur.

Quoique le traitement local, lorsqu'il a été

bien fait, suffise pour faire cesser les accidents qui résultent de la morsure de la vipère, on ne doit pas négliger les moyens internes.

Le malade sera mis dans un lit bien chaud; on le couvrira le plus possible, on lui donnera une infusion de thé chaud, dans laquelle on pourra ajouter une cuillerée à bouche de bonne eau-de-vie ou de rhum (si l'on n'avait pas de thé, on pourrait se servir de fleurs de sureau); de deux heures en deux heures on donnerait de 5 à 15 gouttes d'ammoniaque liquide, suivant l'âge du malade, dans un verre de tisane. Enfin on doit favoriser la transpiration autant que possible, car c'est un moyen tout-puissant.

Voici encore une espèce de cautérisation à la portée de tous. On aura soin de joindre aux ingrédients contenus dans la pharmacie de poche ou portative, que tout touriste ou habitant de la campagne doit avoir, du chlorure de chaux très sec et très concentré. On n'a qu'à le délayer avec de la salive et à l'appliquer sur la plaie, causée par la morsure, en faisant bien entrer le chlorure dans les chairs. Au bout de quelques minutes le remède a produit son effet et le danger d'empoisonnement a disparu.

Un médicament à avoir aussi tout prêt à la campagne pour les morsures et les piqûres est l'*onguent* dit *de madame Cathelineau*, dont suit la recette; disons d'abord qu'il a un grand avantage sur le cérat, qu'on emploie ordinairement pour enduire les linges destinés à recouvrir les plaies : celui de ne pas rancir et de ne pas adhérer aux chairs comme ce dernier.

Térébenthine de Venise	30	grammes.
Résine	30	—
Cire	30	—
Huile d'olive	60	—
Eau-de-vie	60	—

Faire bouillir le tout au bain-marie pendant trois quarts d'heure.

(Voir hydrophobie pour les morsures de *chiens enragés*.)

Nez. — Comme diagnostic, le nez n'offre pas autant d'indices qu'il en fournit au point de vue de la physiologie. Cependant, il faut noter que les narines pincées indiquent une aggravation de maladie surtout chez les enfants et les phtisiques.

Les narines fuligineuses, comme recouvertes de suie, se remarquent dans le cours de la fièvre typhoïde. Le reflux du liquide par le nez dénote un abcès dans le pharinx.

Passons maintenant aux maladies de cet organe.

Ozène. Le nez exhale une odeur désagréable, qu'heureusement pour elle la personne ne sent pas, d'autant mieux qu'elle est absolument privée d'odorat : écoulement parfois, mais aucune ulcération apparente ; on remarque cette maladie d'ordinaire chez les nez épatés. Injection d'eau phéniquée ; purgations. On peut aussi priser de la poudre phénique.

Polype du nez. Sorte d'abcès ou de verrue à l'intérieur du nez, provoquant des écoulements sanguins et que l'on est obligé de couper et de cautériser.

Cancer du nez. (Voir le mot *Cancer.*)

Hémorragie, dont le terme technique est *epistaxis*, ou saignement de nez. Mettre les mains dans l'eau, renverser en arrière la tête du malade, tamponner les narines si l'hémorragie continue.

Les saignements de nez abondants, qui sont des symptômes de fièvre typhoïde, peuvent être fréquents chez les personnes sanguines ou chez les personnes phtisiques.

Chez les premières, ils sont souvent favorables et ne doivent pas être supprimés; chez les autres, il faut les éviter en rappelant le sang aux pieds.

Noyés. —

Vive memor qua on sis ævi brevis !

Cependant, l'asphyxie par la noyade est très longue à donner la mort ; et il existe des moyens simples, mais demandant de la patience, qui peuvent ramener à la vie, même après qu'on a perdu espoir.

A la campagne, surtout, combien est-on exposé à voir même les siens propres victimes d'affreux accidents, soit en se baignant, soit en faisant des parties de plaisir ! Il serait donc de la plus haute utilité que chacun connût parfaitement les soins à donner aux noyés pour les ranimer ; ne pensez-vous pas que ce soit au moins aussi utile que de savoir comment les ours vivent dans les régions septentrionales ?

C'est mon avis, et c'est pourquoi je ne vais craindre d'entrer dans les renseignements les plus détaillés en indiquant les méthodes nouvelles ; je ne les invente pas, comme on peut bien l'imaginer ; elles sont enseignées dans tous les postes de secours ; et elles sont bien plus utiles que les boites de secours jadis employées.

A la sortie de l'eau, le noyé sera promptement déshabillé et essuyé avec du linge chaud, puis l'on procèdera immédiatement aux divers moyens suivants, sans se laisser décourager par l'aspect cadavérique du noyé.

La méthode *Marshall-Hall* procède par les changements de position du tronc : « Placez le malade à plat ventre, après avoir mis sous la poitrine, pour la soulever et la supporter convenablement, une couverture roulée ou toute autre pièce de vêtement ; puis tournez le corps très doucement sur le côté, presque sur le dos et replacez-le subitement la face vers la terre; répétez ces manœuvres avec soin, énergie et persévérance, environ quinze fois en une minute, changez de temps en temps de côté. Chaque fois que le noyé est à plat ventre, exercez une pression vive et ferme entre les omoplates, mais cessez-la dès que vous aurez tourné le corps sur le côté.

» La première position augmente l'expiration, la seconde commence l'inspiration. »

Les mouvements imprimés aux bras sont la base du procédé *Sylvester*. Ce procédé paraît mériter la préférence; il est le résultat d'une étude physiologique très bien faite des mouvements par lesquels nous provoquons la respiration dans notre corps et que l'on cherche à imiter.

Règle I. — Donner au patient la position convenable. — Placer le corps sur le dos, les épaules soulevées et soutenues par un vêtement replié, et appuyer les pieds.

Règle II. — Maintenir libre l'introduction de l'air dans la trachée-artère. — Nettoyer la bouche et les narines. Tirer la langue du patient et la maintenir en dehors des lèvres. En relevant doucement la mâchoire inférieure, les dents pourront servir à maintenir la langue dans la position voulue. On peut retenir la langue avec un mouchoir passé sous le menton et noué au-dessus de la tête.

Règle III. — Imiter les mouvements d'une respiration profonde. — Élever les bras des deux côtés de la tête et les maintenir élevés doucement, mais fermement, pendant deux secondes, ce qui élargit la capacité en soulevant les côtes et produit une inspiration. Abaisser ensuite les bras et les presser doucement, mais fermement, pendant deux secondes, contre les côtés de la poitrine. Ce mouvement diminue la cavité de la poitrine en pressant sur les côtes et produit une expiration forcée. Répéter ces mouvements alternativement, hardiment et avec persévérance quinze fois par minute.

Règle IV. — Ramener la circulation et la chaleur et exciter la respiration. — Frictionner les membres depuis les extrémités jusqu'au cœur. Remplacer les vêtements mouillés par une couverture chaude et sèche. De temps à autre jeter de l'eau froide sur la figure du patient.

On réchauffe le noyé en promenant sur toutes les parties de son corps des briques et des fers à repasser convenablement chauffés. On le frictionne avec de la flanelle chaude que l'on enduit quelquefois d'un liniment ammoniacal. Si la submersion avait eu lieu dans de l'eau glacée, il faudrait n'appliquer la chaleur que peu à peu, en ayant le soin de la graduer.

« Si tout est sans résultat, on devra recourir à d'autres méthodes et, entre autres, au moyen vraiment héroïque, *l'insufflation de l'air dans les poumons*, qu'on pourra pratiquer de bouche à bouche ou à l'aide d'un tube laryngien, qu'on introduit dans la bouche, puis dans le larynx; mais comme cette introduction demande une main exercée, on devra se contenter d'introduire le tube jusqu'au fond de la gorge, puis de fermer les lèvres du noyé sur le tube et de rapprocher les narines, afin d'obliger l'air que l'on cherche à faire pénétrer dans la trachée à ne pas s'échapper par ces deux ouvertures. Cela fait, on peut adapter à l'extrémité libre de cette canule ou de ce tube, soit un soufflet, soit la bouche de l'opérateur ; mais on devra, dans l'un et l'autre cas, faire attention que cette insufflation soit faite doucement, car cette opération pratiquée sans intelligence peut devenir funeste. En même temps on pratique des frictions sur la poitrine et sur le ventre.

» Le canal intestinal, ayant la propriété de conserver longtemps son irritabilité, peut éprouver encore l'impression des substances stimulantes, lorsque déjà les autres organes y paraissent insensibles. On devra donc ne pas négliger cette voie et administrer de suite un lavement préparé avec une solution de 125 grammes de sel de cuisine, dans le but de débarrasser l'intestin des matières fécales qu'il contient toujours en plus ou moins grande quantité. Cela fait, on introduira de la fumée de tabac, à l'aide de deux pipes dont les fourneaux sont apposés l'un contre l'autre par leur embouchure ; un des tuyaux est introduit dans l'anus, l'opérateur souffle dans l'autre, pour forcer la fumée à se porter dans le rectum : cette fumigation se fait beaucoup mieux à l'aide d'un appareil ; mais on ne dispose pas toujours de cet appareil, ce qui fait qu'on ne doit pas négliger les deux pipes ; quelques pressions exercées sur le bas-ventre favoriseront le passage de la fumée dans les diverses parties du canal intestinal. Si la fumée sortait par l'anus, il faudrait garnir le tuyau introduit dans le rectum. »

On essaiera aussi de frotter légèrement avec une brosse molle la paume des mains et la plante des pieds.

L'ingestion de quelques cuillerées d'une liqueur excitante peut contribuer à hâter le rétablissement du noyé, lorsque la déglutition est possible ; dans le cas contraire, faire parvenir la liqueur dans l'estomac au moyen d'une sonde œsophagienne, si on en a une à sa disposition.

OPHTHALMIE. — (Voir le mot *Yeux*.)

OREILLES. — Les maux d'oreilles, sauf les

oreillons dont nous parlons plus loin, proviennent surtout du froid ; les chapeaux avec brides découvrant les oreilles, ou sans brides, sont une des grandes causes des névralgies, maux de dents et d'oreilles si fréquents dans le sexe féminin. On appelle *otalgie* ce genre de maladie en terme médical et on le soigne ainsi qu'il suit : fumigation d'eau de guimauve, tampon d'ouate imbibé d'huile d'amandes douces chloroformée. Au reste, traitement de la névralgie qui l'a provoquée.

Otite. Inflammation de l'oreille, douleur se développant peu à peu et s'étendant jusqu'au cou, accompagnée de boudonnements ; se termine parfois par de la suppuration. Injection d'eau de guimauve, cataplasme de farine de lin, diète et repos afin d'éviter le mouvement de la mâchoire. Purgation au calomel ; si l'abcès se forme, pratiquer, quand la suppuration sera diminuée, des injections avec de l'eau dans laquelle on aura mis un gramme d'acide phénique pour un litre d'eau.

A l'*otite* succède souvent l'*otorrhée*, qui n'est que la continuation de la maladie précédente avec surdité, membrane du tympan présentant une teinte ardoisée. Injections chaudes et continues d'eau alunisée de 10 grammes d'alun pour 1 litre d'eau, cautérisation s'il le faut.

Oreillon. Inflammation des tissus de la glande parotide provoquant une sorte de fluxion; ils sont causés par le sang et suppurent rarement. Bains de pieds sinapisés, purgatifs, tisane de fleurs de sureau. Cataplasmes émollients de fleurs de pavot.

Bruits d'oreilles. Bien des personnes souffrent non de simples bourdonnements causés par le sang, mais de bruits continuels imitant la mer ou le chemin de fer. Je connais plusieurs malades ayant invoqué pendant des années nos maîtres de la Faculté et quantités d'empiriques sans être parvenus à se guérir. C'est souvent un signe précurseur de surdité.

Corps étrangers. Il arrive souvent, en été, lorsque les grandes chaleurs invitent à s'étendre sur l'herbe ou à dormir les fenêtres ouvertes, qu'un petit insecte long et ailé, appelé communément *perce-oreille*, vienne à pénétrer dans notre organe auditif; parfois c'est une araignée, un moustique ou un corps étranger quelconque.

Il faut bien se garder de farfouiller n'importe avec quoi, sous peine d'enfoncer encore davantage ce corps étranger, et si c'est un insecte vivant, en l'effrayant, de le pousser à aller encore plus en avant.

Les enfants, surtout, commettent des imprudences à cet égard, et j'ai été appelé un jour près d'un pauvre petit malheureux, qui avait eu l'idée merveilleuse à ses yeux de farfouiller dans son oreille avec une allumette chimique, et précisément d'y introduire le bout où se trouve le phosphore, qui, s'allumant par le frottement, mit le feu à l'intérieur du nerf auditif, et la mort de l'imprudent s'ensuivit presque immédiatement.

Lorsqu'on sent qu'un corps étranger, animé ou non, s'est introduit dans le tube auriculaire, le remède est des plus simples pour l'extraire.

Il faut simplement verser dans le tuyau de l'oreille de l'huile d'olive fine, puis renverser la tête du côté attaqué, de sorte que l'huile, en sortant, entraîne l'intrus qui s'y était introduit si audacieusement.

Paralysie. — Bien des personnes confondent la paralysie avec l'apoplexie; celle-ci est une attaque subite] causée plutôt par un excès de force et de santé, tandis que la paralysie ne prend souvent qu'une partie du corps et est le résultat d'une affection cérébrale ou de la moelle épinière. Des vésicatoires, des révulsifs dans le premier moment, des frictions, des purgatifs peuvent, parfois, obtenir une réaction.

On appelle *hémiplégie* la paralysie d'un seul côté, suite ordinaire de l'*apoplexie*, et qui se guérit presque complètement avec le temps. On appelle *paraplégie* la paralysie des deux jambes, qui se guérit plus difficilement.

Certaines eaux thermales, des frictions fortifiantes peuvent, avec beaucoup de persévérance, améliorer l'état; l'électricité donne de bons résultats.

Peau (maladie, rougeurs de). — Il y a un nombre considérable de maladies où la peau est couverte de rougeurs ou de boutons ; nous les avons toutes réunies ici, avec les signes principaux pour les reconnaître et les indications pour les soigner ; une des principales indications est de ne pas faire rentrer l'éruption, mais, au contraire, l'aider à sortir.

1° et 2° L'*acné* et la *couperose* ne sont pas positivement des maladies, du moins elles attaquent plutôt la beauté que la santé. L'acné est le nom scientifique de ce petit bouton à pointe blanche, comme un petit clou, provenant souvent d'un point noir qui abîme le front et le menton des jeunes filles dont il fait le désespoir. La médication à l'intérieur est de prendre des purgatifs et des dépuratifs, s'abstenir surtout d'aliments gras et de charcuterie. A l'extérieur, les presser avec l'ongle, se débarbouiller avec un gros torchon (méthode du célèbre docteur Velpeau) à l'eau de savon, puis se frictionner doucement avec de la *Poudre unique* Cajot (1).

3° La *couperose*, qui s'appelle aussi scien-

(1) Voir les détails indiqués dans les *Secrets du cabinet de toilette*, publiés sous la direction de Mme L. d'Alq.

tifiquement *acné*, et qui abîme les joues par des petites lignes sanguines, se prévient et s'atténue par les ablutions à l'eau très chaude, et par l'abstention des rougeurs subites et des chauds et froids. On préconise une nouvelle méthode consistant en incisions. Je ne saurais la conseiller.

4° Les *dartres* commencent par de petits boutons rouges, des pustules accompagnées d'une démangeaison qui varie depuis un léger prurit jusqu'à une cuisson et une douleur insupportables. Ces éruptions, réunies en plaques plus ou moins étendues, ne tardent pas à se rompre et laissent sortir un liquide clair ou verdâtre, mais toujours âcre et irritant. Ces matières se sèchent et tombent en plaques, en écailles ou croûtes qui se forment quelquefois et se renouvellent en peu de temps en quantité énorme. Souvent ces boutons se changent en ulcères qui s'étendent et laissent des cicatrices ineffaçables; d'autres fois, toute la dartre se borne à de la rougeur qui est, en général, le caractère principal de la maladie, ou à de petits boutons imperceptibles qui démangent peu, rougissent faiblement et finissent par faire détacher l'épiderme en petites écailles comme du son; en sorte que quand une grande étendue de la face en est affectée, la peau a l'air d'être couverte de farine. A ces traits principaux on peut reconnaître les dartres.

Suivre le même régime que pour l'eczéma.

5° *Eczéma* (L') est local le plus souvent, et couvre une surface du corps plus ou moins grande; certaines personnes en ont des membres entiers couverts, d'autres seulement les paupières où le nez, ou encore le bord des oreilles. Ce sont des vésicules très petites et très nombreuses, faisant éprouver une démangeaison tellement grande que se gratter devient une véritable rage. Cette éruption disparaît, mais revient. On s'en débarrasse difficilement, et lorsqu'on la chasse d'un endroit, elle revient dans un autre. Régime très rigoureux; s'abstenir de tout aliment excitant ou malsain. Prendre des purgatifs et des dépuratifs, de la tisane de salsepareille et de chiendent. Quelques gouttes de liqueur de Fowler (à l'arsenic) tous les jours; pommade de goudron, lotions d'eau de son ou de mauve avec quelques gouttes d'acide phénique; bains de mer, bains sulfureux. Cette maladie se prend par le contact. Elle n'empêche pas de sortir ni de vaquer à ses affaires. L'appétit, dans cette affection comme dans les nombreuses autres qui lui ressemblent et dont l'explication suit, n'est que meilleur.

6° *Erysipèle.* C'est une sorte de coup de sang provoquant une éruption qui affecte plus particulièrement la figure, mais qu'on peut très bien avoir au bras, à la jambe, ou dans toute autre partie du corps, si cette partie a éprouvé une commotion. Un fort érysipèle peut être grave à cause de la fièvre violente qui en résulte, ou de sa rentrée; ce qu'il faut éviter avant tout. On reconnaît l'érysipèle à ce que la partie affectée est chaude, tendue, présente une rougeur inégalement circonscrite, tirant sur le jaune; la surface est luisante; puis elle se parsème de vésicules contenant un liquide séreux. Il y a des érysipèles dits ambulants qui s'étendent et donnent lieu à un gonflement énorme; il y en a aussi de phlegmoneux, avec suppuration; il faut surtout éviter que l'érysipèle n'atteigne le cerveau, où il deviendrait très grave.

L'érysipèle s'annonce par de la courbature, du mal de tête, de la fièvre, et aussi des embarras d'estomac. Il peut être occasionné par un coup de soleil, le séjour dans une pièce trop chauffée, en venant d'une température très froide. Les émotions, telles qu'une peur très grande, une chute avec contusions ayant bouleversé le sang et les humeurs, l'amènent aussi très souvent.

Si l'érysipèle n'est pas très fort, on se contentera de laxatifs, de la diète et de fomentations émollientes de guimauve et de fleurs de sureau; si le mal de tête est violent, sinapismes très forts, purgatifs et émétiques : on enduit la peau de crème de cérat, puis de poudre d'amidon pour guérir; il ne s'agit pas de panser le malade une ou deux fois par jour, mais constamment on rafraîchira la partie atteinte par des applications d'eau de sureau.

L'érysipèle se gagne, si l'on s'approche trop près du malade qui, dès qu'il en ressent les premières atteintes, doit s'abstenir soigneusement de sortir et de subir le moindre air.

7° *Gale*. Cette maladie, qui se communique

par le contact d'un malade, ou seulement des objets qu'il a touchés, s'annonce par une démangeaison vive, d'abord entre les doigts, puis sur le dos de la main, le dedans des bras, le devant de la poitrine et l'intérieur des cuisses, aux aines, au ventre, aux aisselles; il se développe successivement à toutes ces parties beaucoup de boutons arrondis, durs, du volume des plus petits grains de millet, un peu rouges à la base, pointus et transparents au sommet, qui laissent échapper une petite gouttelette d'eau quand on les déchire en grattant. La démangeaison augmente le soir, et devient insupportable par la chaleur du lit. En grattant, on se procure un sentiment de plaisir, bientôt suivi d'une cuisson vive, et à la place des boutons écorchés il se forme des croûtes sèches. On ne peut trop se hâter de guérir la gale, qui résiste d'autant plus au traitement qu'elle est plus ancienne.

Cette maladie ne provient pas, comme les autres maladies de peau, d'une âcreté dans le sang, mais d'un insecte que l'on nomme *acarus*, qui trace ses sillons dans la peau en y laissant son virus, et se multipliant à l'infini.

Je ne nommerai pas tous les remèdes qui ont été conseillés ; il y en a beaucoup trop. Ceux que j'indique sont les plus sûrs et peuvent toujours suffire. Les plus employés sont les onguents dans lesquels entrent le soufre et le savon noir. Ils ont l'inconvénient d'être fort sales, d'irriter la peau et d'arrêter la transpiration, comme toutes les graisses. Néanmoins on fait une pommade qui réussit très bien en mêlant dans quatre onces de graisse, de beurre, de cérat ou seulement d'huile, deux onces de fleur de soufre avec une once de chaux vive en poudre, ou, à défaut de chaux vive, une once de sel commun, séché au feu et réduit aussi en poudre très fine. On met une demi-once de cette pommade dans le creux de la main, et l'on frotte légèrement soir et matin toutes les parties où il y a des boutons. Si l'on ajoute deux onces de savon dissous dans un peu d'eau-de-vie et quelques gouttes d'huile essentielle de citron, la pommade ne porte pas d'odeur désagréable, et s'enlève plus aisément de la peau et des vêtements. Après huit à dix jours, la gale est ordinairement guérie.

L'effet de cette pommade est plus doux et plus assuré, en prenant des bains tièdes tous les deux jours. On doit aussi boire une tisane rafraîchissante ou une infusion de racine de patience et manger une demi-once ou une once de pastilles de soufre par jour.

Voici ce qui est plus commode, plus propre et plus sûr :

Mettez, dans un vase de terre ou de faïence, une bouteille d'eau et quatre onces de sulfure de potasse (fleur de soufre) ; quand la dissolution est faite, ajoutez-y goutte à goutte, en remuant avec un morceau de bois, une demi-once d'acide sulfurique (huile de vitriol) ; tout étant bien mêlé, on met dans une bouteille que l'on bouche, et cette dose est plus que suffisante pour la guérison d'une gale ordinaire. Pour s'en servir, on agite la bouteille, et l'on verse quatre à six cuillerées de la liqueur dans une assiette ; on en prend avec la main et les doigts, et l'on frotte les parties où il y a des boutons jusqu'à ce qu'on ait usé cette dose.

On recommence, matin et soir, et en trois ou quatre, ou au plus cinq à six jours, la gale simple est guérie.

Quand la maladie est forte et ancienne, on peut mettre plus de sulfure de potasse, six onces, par exemple, et jusqu'à une once d'acide sulfurique. Dans ce cas, il ne faut pas chercher à guérir trop vite. On ne fait qu'une friction par jour, ou même tous les deux jours, pour ne pas irriter, et l'on prend un bain entre chaque friction. Dans les gales simples et récentes, on pourrait se borner au traitement extérieur; mais il est toujours plus prudent de l'aider en prenant d'abord un bain tiède avant de commencer, et deux ou trois autres pendant les frictions. On doit boire une tisane de chicorée et de patience, ou seulement d'orge et de réglisse, prendre en même temps une vingtaine de pastilles de soufre par jour, et terminer par un purgatif. Il faut aussi avoir soin de se couvrir si l'on ne garde pas la chambre, ce qui est mieux, et ne faire aucun excès dans les aliments, qui doivent être doux.

Dans les gales anciennes, surtout celles qui ont

déjà été traitées, il devient nécessaire d'insister davantage sur toutes ces précautions : on doit prendre plusieurs bains sulfureux, un ou deux purgatifs, avant de commencer les frictions, et les continuer longtemps, en les renouvelant moins souvent, comme je l'ai dit.

La gale guérie, la peau reste néanmoins malade encore quelque temps.

8° *Herpès.* Maladie peu grave, se manifestant par des petits boutons ou petites vésicules réunies en groupes ; c'est le bobo qui vient aux lèvres après les fièvres, mais qui peut aussi se produire sur le corps ; il provient parfois de vices du sang, mais la plupart du temps de bouleversements ou de fièvre. Dépuratifs, rafraîchissants, diète ; panser avec du cérat saturé, ou de la crème fraîche, puis sécher avec la farine d'amidon.

9° et 10° *Icthyose, Impétigo.* La première de ces maladies de peau se présente sous forme d'écailles en losanges, comme celles qui recouvrent les pattes des poulets ; on la traite par l'arsenic et l'huile de foie de morue. De la pommade au goudron sur les parties atteintes.

L'*impétigo* est ce qu'on appelle la croûte laiteuse ou la gourme chez les enfants ; il est contagieux et provient en général d'un tempérament scrofuleux. On le traite par une pommade où, pour 30 grammes de graisse douce, on met 2 grammes de précipité rouge de mercure ; en même temps, il est bon d'appliquer un vésicatoire ; ceci pour les adultes qui ont l'impétigo. Mais s'il ne s'agit que des enfants, le traitement est autre ; on traite le tempérament de l'enfant d'une part par l'huile de foie de morue, les purgatifs et rafraîchissants ; de l'autre, on adoucit les bobos par des lotions d'eau de guimauve ; on saupoudre avec l'amidon, l'on brosse avec une brosse douce.

11° *Psoriasis*. Maladie de la peau qui, le plus souvent, est localisée en un point, mais qui peut occuper de vastes surfaces, et même la totalité du corps. Elle est facilement reconnaissable à ses petites écailles nacrées, brillantes, à reflet métallique, surgissant sur des plaques rouges, sèches et saillantes de la peau.

La chute de ces écailles et leur renouvellement rapide est remarquable.

Bains avec 500 grammes de gélatine. Frictions avec la pommade au goudron (8 grammes de goudron de Norwège pour 40 grammes de graisse douce). De une à deux pilules par jour composées de la façon suivante :

Acide arsénieux, 1 gramme ; — poudre de poivre noir, 10 grammes ; — eau de gomme, quantité suffisante pour faire une pâte à demi-solide. Le tout pour confectionner 300 pilules. Le traitement est très long.

12° *Purpura hémorragica* (le Pourpre). Cette affection peut exister seule, mais elle accompagne parfois d'autres maladies telles que la variole ou l'affection scorbutique. Elle est caractérisée par de petites taches rouges, livides sous la peau, de la grosseur d'une lentille, devenant noires, puis jaunes, pour disparaître, tandis que sur les muqueuses (peau des ouvertures naturelles) elles sont saignantes au moindre contact, et même laissent suinter constamment un liquide séro-sanguinolent. Dans ce dernier cas, elles s'accompagnent de douleurs à l'estomac, au ventre, de syncope, de délire, etc.

Traiter la maladie coexistante s'il y a lieu, et

faire prendre chaque jour quatre cuillerées à bouche d'une eau contenant cinq à six gouttes de perchlorure de fer, et en même temps, chaque jour aussi, 120 grammes de suc d'herbes et le suc de deux citrons.

13°, 14° et 15° *Rougeole, scarlatine, petite vérole.* — Ces maladies sont dénommées en médecine *fièvres éruptives;* si nous les plaçons dans la catégorie des maladies de peau, c'est parce que leurs premières indications sont des taches à la peau. Elles s'attaquent surtout aux enfants et sont bien moins dangereuses au premier âge que pour les adolescents, et à plus forte raison pour les adultes.

Aussitôt que l'on voit un enfant en bonne santé, devenir tout d'un coup maussade, languissant, et perdre le goût au jeu et l'appétit, il faut le surveiller, l'obliger à ne pas sortir de l'appartement, lui donner un léger purgatif, de façon qu'il ait le corps libre, et en même temps des tisanes sudoritives, de la bourrache et du sureau, accompagnées d'une légère diète et surtout de chaleur. Il y a des natures qui couvent la rougeole une huitaine de jours. Une fois les rougeurs sorties on n'a qu'à continuer le traitement ci-après. Il n'est pas besoin de couvrir le malade de façon à le faire transpirer ou à lui faire monter le sang à la tête; on peut même le laisser lever dans une chambre chauffée d'une température normale. Ce qu'on doit éviter, c'est le contact de l'air, de l'eau, de toute transition qui pourrait faire rentrer l'éruption, et de toute excitation qui pourrait engendrer la fièvre. Si l'on voit que cette dernière est imminente, on la combat par des sinapismes de moutarde. Bien préparé, c'est-à-dire en bon état hygiénique, il est très facile de se tirer de ces maladies, qui, cependant, enlèvent un grand nombre d'enfants et d'adultes. Les convalescences sont très longues et les rechutes bien plus dangereuses que les maladies premières.

Quant à la contagion, elle est surtout à craindre pour les enfants; il faut les éloigner des endroits où règnent des épidémies de ce genre, et ne pas les laisser fréquenter des enfants malades. Lorsqu'on a des enfants malades, ne serait-ce même que d'un léger rhume, on doit faire prévenir les parents ou amis qui ont l'habitude d'envoyer leurs enfants voir les vôtres.

Mais d'un autre côté, je suis hostile au désir qu'ont bien des mères, ayant plusieurs enfants, d'éloigner de la maison ceux qui ne sont pas malades, lorsque l'un d'eux a une éruption; tout ce qui puisse arriver de mieux, c'est que tous les enfants aient la même maladie à la fois; on établit une petite infirmerie, on les soigne du même coup, leur donne les mêmes médicaments; ils peuvent se distraire et jouer ensemble.

La rougeole s'annonce par du larmoiement, un léger rhume de cerveau, de la toux.

Quelques enfants délicats, nerveux, ont du délire, des convulsions, du deuxième au quatrième jour; ces accidents disparaissent dès que l'éruption se montre.

Alors on observe sur le front, sur les joues, sur le cou, sur la poitrine, sur les bras, sur le ventre, puis sur tout le corps, une foule de petites taches rosées d'un rouge vif, circulaires, arrondies, non saillantes, disséminées irrégulièrement, quelquefois réunies par groupes, ayant quelque analogie avec les morsures de puce.

Quelquefois les malades se plaignent de mal de gorge, d'enrouement. Si l'on examine le fond de la gorge avec une cuiller, on trouve une éruption à cet endroit comme à l'extérieur. Si la maladie suit régulièrement son cours, les taches pâlissent vers le quatrième jour après l'éruption, puis s'en vont en écailles; alors le malade entre en convalescence.

Il reste souvent de la toux ou de l'enrouement, et ces symptômes ont parfois une durée assez longue.

La *petite vérole* est une des maladies que le sexe féminin craint le plus et non sans raison; si elle ne nous emporte pas, elle laisse des traces indélébiles de son passage, que les femmes appréhendent presque autant que la mort elle-même.

Il existe d'abord un moyen presque certain de la prévenir; ce moyen, tout le monde le connaît, et on peut dire presque tout le monde l'emploie.

Voilà deux *presque* bien près l'un de l'autre,

et qui laissent une impression de doute et d'incertitude. C'est que, si le vaccin, lorsqu'il a bien pris, préserve indubitablement de la vérole, on a reconnu par l'expérience qu'il n'en préserve pas pour toute la vie, et par les temps d'épidémie de cette maladie que nous avons eus depuis quelques années, on a vu qu'il était besoin de se faire revacciner.

Mon intention n'est pas de m'étendre ici sur la nécessité de faire vacciner les enfants le plus tôt possible, ni sur la recherche d'un bon vaccin, la cause étant résolue depuis longtemps; cependant je rappellerai que le vaccin naturel offre plus de sécurité que le vaccin humain.

Je parle ici de la maladie pour tout âge; il faut se faire revacciner de temps à autre, surtout lorsqu'on annonce une épidémie; il vaut mieux ne pas attendre que l'épidémie soit en pleine maturité, car le vaccin remuant les humeurs et le sang, on a vu des cas où il a provoqué la maladie. Mais il y a des personnes sur lesquelles le vaccin ne veut pas prendre; c'est une erreur de croire qu'elles sont pour cela à l'abri de toute atteinte.

Dans la variole, la fièvre d'incubation, qui s'accompagne de vomissements, est très forte et dure deux jours. Le troisième jour, les boutons se montrent, mais à la figure seulement. Ce n'est que le lendemain et les jours suivants que les boutons apparaissent sur le corps et sur les jambes. Cette marche de l'éruption variolique est caractéristique et ne varie jamais.

Dans la varioloïde ou variole volante, les précurseurs sont souvent les mêmes que dans la variole; mais dans la variole légère, la seule que l'on observe chez les enfants, parce que l'époque de la vaccination est toujours très rapprochée, ces phénomènes sont beaucoup plus faibles; c'est à peine quelquefois s'il y a de la fièvre.

Dans la variole volante, les boutons, beaucoup moins gros que ceux de la variole, apparaissent, comme dans cette maladie, le troisième jour de la fièvre d'incubation; mais ils apparaissent à la fois dans la tête, sur la figure, sur le corps et sur les jambes. Ce début simultané de l'éruption sur tout le corps, dans la varioloïde, est caractéristique et ne manque jamais.

Percer les cloches n'est pas nuisible; mais ce qui laisse des traces indélébiles, c'est de tracasser les boutons lorsqu'ils sont déjà en voie de guérison, les écorcher, arracher la croûte qui se forme à plusieurs reprises; on est sûr d'avoir un trou.

La convalescence, et surtout la disparition des rougeurs, demandent beaucoup de temps. Il faut s'abstenir de l'air, mais il faut aussi s'abstenir de fréquenter qui que ce soit et même de se montrer, les petites taches qui restent parfois deux ou trois mois sur la figure inspirant une grande répugnance à cause de la contagion; et les plaques d'épiderme qui tombent renferment le microbe de la maladie.

La *fièvre scarlatine* est la plus grave de ces maladies, à cause principalement de l'*angine* qu'elle engendre. (Voir *Gorge*.) L'éruption de la scarlatine diffère des deux précédentes en ce que c'est une rougeur et non un bouton ou une tache. On dirait une tache de vin qui blanchit sous la pression du doigt.

Les médicaments sont les mêmes pour ces trois maladies : tisanes sudorifiques et abondantes, sinapismes, diète, consommé, chaleur modérée mais constante ; éviter le moindre refroidissement, qui amène les complications.

Il y a encore la *roséole*, diminutif de la rougeole, qui se traite de la même façon.

PIEDS, *cors*, *excroissances*, *oignons*, *ongle incarné*, *verrues*. — Pour détruire sans inconvénient les verrues, petites excroissances de chairs, cors aux pieds, etc., qui surviennent, les moyens dits de bonne femme, tels que rouelle de veau, ratelle, ne produisent absolument aucun résultat. On peut se servir avec succès du suc laiteux de certaines plantes, mais on n'a pas toujours de ces plantes sous la main, d'autant plus qu'elles ne donnent leur suc qu'étant sur pied.

Je ne veux non plus indiquer ici des moyens violents, tels que l'acide sulfurique, le feu, les instruments tranchants, rasoirs et autres, avec lesquels on risque de s'estropier pour la vie.

Le moyen que je vais indiquer est le plus simple possible.

Il suffit de recouvrir l'objet dont on désire se débarrasser, d'un petit cataplasme de farine de blé, humecté de fort vinaigre. On place sur la peau un morceau de sparadrap, au milieu duquel on a percé un petit trou par ou passe la verrue ou le cor, sur laquelle on pose le cataplasme, lequel, par ce moyen, n'irrite pas la peau à l'entour. On renouvelle cette application jusqu'à parfaite réussite.

L'*ongle incarné* provient uniquement de ne pas avoir coupé l'ongle carrément mais de façon que les coins portent sur la chair.

Le mal étant fait, pour y remédier, séparer l'ongle dans le coin de la chair par un petit tampon de charpie imbibé de laudanum afin calmer la douleur, et peu à peu on arrivera au résultat désiré, sans arracher l'ongle.

L'*oignon* est beaucoup plus douloureux que le *cor;* comme lui, il provient de marches forcées avec des chaussures trop étroites. Comme pour le premier, nous ne conseillons pas l'usage des instruments tranchants ni des opérations où les meilleurs chirurgiens se trompent et vous estropient. Le mieux est de prendre le mal à son début et, par des chaussures larges, des bains de pieds fréquents, on arrive à le faire disparaître facilement.

Si le mal est déjà fort et que le petit kyste soit formé, on appliquera sur le centre de la tumeur gros comme un grain de chénevis de potasse caustique ; l'escarre tombera et le kyste ouvert laissera échapper une matière visqueuse. On touchera le fond avec du nitrate d'argent, on emploiera de la charpie, après avoir baigné d'eau chaude phéniquée jusqu'à ce que la plaie soit cicatrisée. Évidemment, on ne portera que des pantoufles larges pendant ce temps.

Piqures *et coupures faites avec des instruments imprégnés de matières animales en putréfaction.* Bien des personnes n'ignorent pas qu'il est dangereux de se blesser en faisant de l'anatomie ; mais parmi celles qui connaissent ce danger, il en est beaucoup qui ne se doutent guère que ce péril existe de même pour les personnes qui se blessent en touchant des matières animales arrivées à un degré avancé de putréfaction, ou qui, sans se blesser, les manient avec des mains gercées ou écorchées.

Nous pouvons affirmer aux personnes qui partagent cette croyance qu'elle est erronée. J'ai eu l'occasion de voir une cuisinière qui manqua de mourir d'un phlegmon pour avoir vidé, avec une écorchure au doigt, un poulet probablement un peu avancé. Elle en fut quitte pour trois semaines de maladie, plusieurs incisions, une au doigt blessé, une seconde à l'aisselle.

On doit donc éviter de toucher à toute espèce de chair morte lorsqu'on est incertain d'abord de sa provenance (car l'animal dont on possède le tout ou une partie a peut-être été tué parce qu'il était atteint d'une maladie virulente, telle que le charbon) ; ensuite de sa fraîcheur, parce qu'il existe des faits constatant que toutes les matières animales putréfiées, mises en contact avec nos tissus dépouillés de leur épiderme, peuvent déterminer des accidents dont la mort est souvent la terminaison.

Le traitement ne peut être ici que préservatif : on devra donc, avec des écorchures aux mains, éviter le contact de toute viande suspecte; ce qui est facile en recouvrant les petites plaies d'un morceau de taffetas d'Angleterre et d'un petit linge.

Lorsque la blessure sera faite avec l'instrument servant à découper le morceau de chair, on devra faire saigner le plus possible la plaie, afin d'entraîner avec le sang le liquide septique qu'il renferme. On atteindra ce but par des pressions réitérées assez fortes, la succion, des lavages et aussi une longue immersion dans de l'eau très chaude.

Si, par suite, la petite plaie devenait douloureuse et qu'un malaise général accompagnât cette douleur, on appliquerait un cataplasme.

En général, les piqûres d'abeilles, de guêpes, de frelons, lorsqu'elles sont peu nombreuses, ne déterminent qu'une douleur cuisante, accompagnée d'une rougeur vive et d'un gonflement limité.

Dans quelques cas, ces piqûres produisent un gonflement considérable, un abcès et de la gangrène.

On peut très bien mourir pour avoir avalé une abeille ou une guêpe en vie qui se trouverait dans un liquide ou dans un fruit.

Le docteur Gibson rapporte un cas de mort après la déglutition d'une abeille qui se trouvait dans un gâteau de miel. Dans une circonstance semblable, rapportée par le *Dictionnaire des sciences médicales*, la guérison fut obtenue au moyen d'une grande quantité d'eau fortement salée prise immédiatement, afin de provoquer des vomissements et la cautérisation de l'estomac.

Si une piqûre d'abeille est en général peu dangereuse, il n'en est plus de même lorsqu'on est attaqué par un essaim de ces insectes.

Les piqûres des abeilles, des guêpes, des cousins, causent une douleur aiguë et une inflammation produite par le venin que le dard de l'insecte a porté au fond de la plaie. Il faut d'abord, quand ce dard est resté, ou le tirer en le soulevant avec une pointe d'aiguille que l'on pousse dessous de manière à ne point le presser, et à ne point exprimer ce qu'il pourrait conserver de venin. Le mieux, ensuite, et même quand le dard n'est pas resté, est de couvrir le point piqué avec un mélange d'huile ou de cérat, auxquels on mêle un dixième d'extrait d'opium.

Quelques gouttes d'alcali volatil sont un remède excellent, mais qui produit un peu d'irritation ; on devra l'employer avant le précédent.

Piqûres de scorpions. Cet arachnide a le corps long et terminé brusquement par une queue noueuse et munie à son extrémité d'un dard aigu qui verse dans les plaies qu'il fait une liqueur venimeuse.

La piqûre forme une tache rouge qui s'agrandit peu à peu et devient noire dans son centre. Puis surviennent de la douleur, de l'inflammation, de l'enflure et quelquefois des ampoules.

Appliquer une ligature au-dessus du point piqué, puis une ventouse, en attendant qu'on cautérise la plaie : la cautérisation exécutée, on devra faire transpirer le blessé; car les sueurs abondantes produisent l'expulsion du venin. C'est ce qui explique le succès du traitement italien, qui consiste, dès qu'on est piqué par une tarentule, à se faire jouer un air de danse animée qu'on se met à exécuter jusqu'à ce qu'on tombe de sueur et de fatigue.

Le *point de côté* est parfois l'indice de diverses maladies de poitrine : *pneumonie* (fluxion de poitrine), *pleurésie*, *angine de poitrine* (voir au mot *toux*), toutes maladies fort graves ; il l'est aussi d'une autre qui ne l'est point du tout grave, quoique n'en faisant pas moins beaucoup souffrir et dont on se préoccupe moins, par cela moins connue ; et que par cela aussi, on est souvent tenté de confondre avec les autres. C'est la *Pleurodynie*, qui n'est autre qu'un rhumatisme névralgique des poumons et des intestins. Les personnes sujettes à la goutte rhumatismale et aux douleurs névralgiques, voient à un moment donné leurs douleurs remonter à l'estomac, laissant malheureusement tout de même, très douloureuses, les parties du corps qu'elles ont déjà affectées.

Une douleur aiguë se fait sentir dans la poitrine, elle se déplace au bout d'un certain temps ; elle se distingue des points de côté de la fluxion de poitrine, en cela qu'on ne constate pas de fièvre, malgré que l'oppression existe : et la percussion ni l'auscultation ne révèlent aucune anomalie. Cette douleur est exaspérée par les mouvements respiratoires, la pression, et surtout par la toux, dont souffrent toujours les personnes qui ont cette maladie.

Un sinapisme promené sur le point douloureux, des ventouses sèches, des vésicatoires volants pansés avec 10 centigrammes de l'hydrochlorate de morphine ; des frictions de baume de fioraventi, mélangé de chloroforme, ou d'huile camphrée, mélangée de laudanum, réussissent parfois à calmer cette douleur ; enfin des injections de morphine. Cette maladie est longue, énervante, très douloureuse, comme toutes les névralgies, mais point dangereuse.

Dans les indigestions, il existe aussi souvent un point de côté qui disparaît avec la maladie.

Parfois, une disposition venteuse provoque un point de côté en bonne santé, qui disparaît à l'aide d'un bain et d'une bouteille d'eau de seltz.

POITRINE. — (Voir les mots *respiration*, *toux*.)

POULS. — Le pouls sert de premier diagnostic, puisqu'aussitôt qu'il y a perturbation dans notre organisme surtout par l'amélioration ou la faiblesse d'un organe vital, il se modifie. On peut tâter le pouls aux différentes artères qui se trouvent près d'un os, comme à la tempe et au cou. D'ordinaire on tâte le pouls au poignet; pour cela, le bras doit être posé à son aise, sans effort, le poignet légèrement courbé. Sous la faible pression du doigt, on le sent battre un peu au-dessous de la jointure. On tient une montre à la main, et on compte combien de pulsations à la minute.

Il est bon que l'on sache qu'à l'état normal de santé, les pulsations sont de 65 à 75 par minute; mais les impressions vives activent la circulation du sang. Il en résulte que chez les enfants et les femmes nerveuses, elles peuvent être de 100 pulsations environ, sans qu'il y ait altération de la santé, tandis que chez les natures calmes, placides, pléthoriques, d'une cinquantaine seulement.

Outre la fréquence du pouls, c'est-à-dire le nombre plus ou moins grand des pulsations, il faut observer si les coups sont forts ou faibles. Parfois aussi ils sont intermittents, il y en a de forts, de précipités; puis, tout d'un coup, on ne sent plus rien, et après un intervalle, ils reprennent plus lents pour se précipiter de nouveau. Nous allons indiquer quelles maladies dénotent ces diverses pulsations.

— Le pouls irrégulier, dont nous venons de parler, se manifeste dans les *états nerveux*, et se remet lorsque les nerfs recouvrent leur équilibre. — On le remarque aussi dans la *péricardite.*

— Le pouls lent et petit à la fois est le propre de l'*atrophie du cœur* ou anévrisme, de la *méningite* et dans les *empoisonnements* par *narcotiques*, aussi dans les maladies nerveuses très douloureuses. Il devient presqu'insensible dans certains *évanouissements*. (Voir ce mot.)

— Le pouls est fréquent, mais sans chaleur

excessive de la peau, après une grande fatigue et pendant la digestion. Il peut être fréquent tout en étant petit dans certaines maladies de nerfs, telles que la *chlorose*.

Une grande fréquence ne dénote la fièvre que si elle concorde avec une forte chaleur de la peau. En même temps, les battements sont très forts.

PUSTULE MALIGNE. — Son début échappe le plus souvent à l'attention. En effet, ce n'est tout d'abord qu'une petite vésicule grosse comme un grain de mil, à la face, sur les mains ou aux bras, s'accompagnant de quelques picotements. Après un jour ou deux, un liquide roussâtre s'échappe de la vésicule; à la suite, apparaît une tache livide qui s'entoure de vésicules, d'ampoules formant un cercle qui tend à s'étendre avec gonflement de la portion circonvoisine de la peau. En même temps, le malade éprouve sur ce point une sensation de vive chaleur. La tache devient noire, forme une croûte qui se présente déprimée par suite du gonflement toujours croissant des parties environnantes. Bientôt le gonflement se propage avec une rapidité surprenante, et des symptômes de fièvre typhoïde apparaissent.

Cautérisation à l'aide du fer rouge de préférence, ou des acides très concentrés, du beurre d'antimoine notamment. À la suite, pansements à l'aide de cataplasmes arrosés d'une forte décoction de quinquina et d'alcool camphré.

A l'intérieur, on donnera l'extrait de quinquina à haute dose de 8 à 10 grammes par jour.

Rachitisme (Ramollissement des os). — Il se déclare chez les enfants issus de parents affaiblis, mais ordinairement après avoir été précédé par des maladies d'entrailles. On le reconnaît à la déformation des os des jambes, des cuisses, à l'excessif développement que prennent les surfaces osseuses articulaires, à la déviation de la colonne vertébrale, à l'aplatissement transversal de la poitrine.

Malgré tous ces graves désordres physiques, le rachitique conserve son intelligence, qui le plus souvent est remarquable par sa précocité.

Suivant l'âge, une cuillerée à bouche d'huile de foie de morue par jour et de un à cinq grammes de phosphate de chaux qu'on mélange aux aliments; vin ou sirop de quinquina; bains de mer.

Ramollissement du cerveau. — Cette maladie est précédée par des maux de tête fréquents; peu à peu surviennent des phénomènes d'anesthésie et d'hyperesthésie en même temps en des points différents, des douleurs violentes également de temps en temps, des contractures, de l'embarras du côté de la langue, des incontinences d'urine, des selles involontaires, et enfin une tendance à l'affaiblissement général.

Les facultés intellectuelles : l'entendement, la mémoire, la volonté surtout, paraissent s'affectuer graduellement; rires et pleurs sans motifs, hébétude, démence.

La maladie marche lentement, mais elle va toujours en progressant.

L'hydrothérapie retarde, dit-on, l'issue fatale du ramollissement du cerveau.

Respiration. — La respiration, pour dire le mot technique, l'auscultation des poumons, est d'une grande ressource dans le diagnostic.

C'est en plaçant l'oreille sur la poitrine qu'on perçoit divers râles; ainsi dans la *pneumonie*, la *congestion du poumon*, la *bronchite* grave dite *capillaire*, on entend une sorte de pétillement dans la poitrine, comme lorsqu'on jette du sel sur le feu ou qu'on froisse un papier.

Dans la *bronchite* aiguë, la *phtisie*, les bruits respiratoires sont augmentés, la voix résonne plus forte dans certaines parties : la bronchite produit aussi une sorte de ronflement.

Dans la *phtisie*, la respiration est courte; dans le *croup*, la *coqueluche*, la laryngite, elle est sifflante; dans les évanouissements, l'épilepsie et les empoisonnements par narcotiques, elle est suspendue.

La sonorité est augmentée dans l'*emphysème pulmonaire* et l'*asthme*. L'*emphysème simple* est une déchirure du poumon, qui ne s'établit qu'à la suite d'un coup violent, fracture des côtes, etc., et qui se manifeste par un gonflement, sans coloration de la peau et par un bruit de froissement de papier. Appliquer des compresses d'extrait de saturne sur l'endroit gonflé.

L'*emphysème pulmonaire* est un développement des vésicules du poumon. — On le traite comme l'asthme.

Le son mat du côté gauche dénonce la pneumonie, la bronchite, la phtisie, la pleurésie, la péricardite, l'anévrisme de l'aorte, la splénite, l'engorgement de la rate; du côté droit, l'hépatite, la congestion du foie.

Le gonflement et la matité dans la poitrine servent de diagnostic ainsi qu'il suit : Il y a gonflement dans la pleurésie et l'emphysème (voir respiration) ; du côté du cœur dans l'hydopricarde; au bas du côté gauche dans l'hyperthrophie; au bas du côté droit dans les engorgements et maladies du foie.

ROUGEOLE. — Voir au mot *Peau* (rougeurs de).

SANG (le). — Le *sang* joue un grand rôle chez l'homme aussi bien que chez la femme; il ne faut pas en avoir trop ni l'avoir trop riche; il faut cependant en avoir suffisamment et point appauvri. On appelle *sang riche* un sang épais et noirâtre; les personnes qui le possèdent ainsi ont le teint coloré, et sous la moindre émotion morale, impatience, ennui, plaisir, ou changement de température, elles deviennent pourpres depuis la naissance des épaules; ces personnes sont d'ordinaire, vers la maturité de la vie, de forte corpulence, d'un tempérament fort et d'un caractère violent. Elles devront se défier des coups de sang, des apoplexies, et s'appliquer, par un régime blanc et beaucoup d'exercice, à diminuer la vigueur de leur complexion.

Le sang pauvre, au contraire, est pâle; il coule peu, de même que le sang riche, qui est trop épais pour couler, mais par le motif contraire; les personnes qui le possèdent sont pâlottes sans qu'il soit besoin qu'elles soient maigres; elles paraissent plutôt boursouflées; le visage est bouffi, les lèvres gonflées, mais les membres faibles; elles sont vite fatiguées, essoufflées, elles n'ont pas d'appétit ni de courage; c'est l'*anémie*. (Voir ce mot.)

La femme est soumise, à partir environ de la douzième année jusqu'à la cinquantième, à une perte de sang mensuelle. Il est bon que la fillette soit mise au courant par sa mère de cet événement afin qu'elle connaisse les précautions à prendre; la plupart du temps, les accidents qui arrivent à cet âge et qui influencent la santé de la vie entière, sont dus à une ignorance stupide. D'abord il est bon que la femme ne s'imagine pas être une malade perpétuelle, comme a voulu la dépeindre Michelet; certains soins sont nécessaires aux époques mensuelles, mais il ne faut rien exagérer.

Avant l'époque, bains tièdes ou froids sont excellents, mais une fois les règles apparues, pendant une semaine, *ne jamais prendre un bain quelconque, même le plus petit bain de pieds*, et éviter aussi de laisser les mains dans l'eau trop longtemps; s'abstenir d'aucun médicament, tisanes, lavements, etc. Eviter également le froid aux pieds, la danse, de longues marches, et les boissons glacées. Si l'on a des coliques, mettre des serviettes chaudes sur le ventre, et boire une légère infusion de fleurs de tilleul.

Si on a des règles trop abondantes, ce qui provient de différentes dispositions, et surtout d'un tempérament hystérique et dans les affections cancéreuses, rester couchée, s'abstenir de marches et de déplacements, et enfin faire des injections avec quelques gouttes de perchlorure de fer, et petites doses de dix centigrammes de seigle ergoté.

Si, au contraire, il y a suppression, c'est-à-dire *aménorrhée*, faire de l'exercice, prendre des bains alcalins tièdes, et des infusions de tilleul avec une pincée d'armoise. Pendant ce laps de temps, ne pas boire beaucoup de lait, ni des acides, comme du vinaigre, mais plutôt des toniques, tels que du café noir, du Malaga, manger de la viande rouge.

Les suppressions de règles, ce qui rend une femme réellement malade tout le mois, proviennent le plus souvent d'imprudences de tous genres et d'excitations. Il est très important de ne pas s'y exposer.

Vers l'âge de cinquante ans, les règles s'interrompent quelques mois, puis cessent brusquement ; les femmes très sanguines sont exposées alors à ce que le sang se fixe sur un point et provoque une maladie grave; elles doivent donc chercher à diminuer la force de leur sang par des bains alcalins fréquents, de l'exercice et des aliments moins nourrissants, sans rien exagérer. Une existence vertueuse, un cœur pur, un esprit calme et sensé, contribuent beaucoup à rendre inoffensives ces périodes de la vie de la femme. Des émotions vives et pénibles dont on ne peut pas toujours se défendre, parce qu'elles sont produites par autrui, causent souvent de terribles maladies.

Les hommes de forte corpulence et de tempérament sanguin sont parfois, dans la maturité de la vie, sujets à des hémorragies périodiques et régulières par les oreilles ou par le nez qui les préservent de coups de sang ou d'apoplexie. Il ne faut donc pas s'alarmer de cet état de choses, et laisser faire la bonne nature.

Scarlatine. — Voir au mot *Peau* (rougeurs de).

Scrofules. — La scrofule, qui tient beaucoup du rachitisme, provient ordinairement d'un vice de sang chez les parents. On naît scrofuleux, on ne le devient pas; l'enfant est rachitique, pâle, malingre, nerveux, très intelligent, fiévreux. Comme on donne beaucoup d'huile de foie de morue et de dépuratifs, d'aliments tonifiants, il arrive que le scrofuleux peut prendre de l'embonpoint et avoir le teint très nettoyé, surtout s'il lui vient, comme il arrive souvent, des abcès ou sortes de sétons. Dans les pays du Nord, en Russie, il y a beaucoup de scrofuleux qui ont des mines superbes. Un vésicatoire permanent est très favorable ainsi que l'air de la mer.

TACHES. — Voir le mot *Peau* (maladies de).

TEINT. — Le teint est un des grands moyens du diagnostic. Le *teint pâle*, mat, chez une personne grasse, fait présumer l'anémie et la chlorose.

Le *teint jaune* est inséparable des maladies bilieuses et des maladies de foie; le teint jaune paille est le propre des maladies cancéreuses.

Le *teint violacé* indique l'hypertrophie et l'anévrisme, ainsi que l'épilepsie.

Le *teint bleu*, le choléra et l'asphyxie.

Le *teint rouge* uniformément, congestion.

Le *teint plombé*, le scorbut, et chez les enfants le muguet.

Avec un *teint* blanc et frais, on peut être sûr de ne pas avoir de maladie grave.

Un *teint* trop transparent, avec des teintes nacrées sous les yeux, peut indiquer un commencement de phtisie ou un tempérament scrofuleux très soigné.

Teint verdâtre, maladies vermineuses.

TÊTE (*Maux de*). — *Méningite*. — Cette maladie est très grave, surtout chez les jeunes enfants; provient souvent de mauvais traitements ou d'excitations trop fortes, de terreurs, de travaux intellectuels; et elle s'empare plus facilement des enfants malingres, chétifs, ou qui ont le sang à la tête. La respiration est excessive, et le pouls très faible; délire extrême, convulsions; vient souvent compliquer la rougeole ou la fièvre typhoïde. Glace tenue constamment sur la tête; sinapismes aux pieds; quelques sangsues derrière l'oreille; de 1 à 3 grammes d'iodure de potassium par jour, selon l'âge du malade.

Migraine et névralgies. — La migraine diffère de la névralgie en ce qu'elle provoque des vomissements, et, commençant le matin, elle augmente en général avec le soleil, pour diminuer le soir, et disparaît souvent par le repos : c'est une douleur de tête sans fièvre, siégeant au-dessus des sourcils. L'ombre et le repos sont à peu près les seuls remèdes dans le moment. Un vomitif et des purgations peuvent en diminuer la fréquence.

Les douleurs de tête, migraines ou névralgies, sont à peu près inguérissables ; elles disparaissent souvent avec l'âge. Les névralgies se fixent plutôt à la tempe, à la racine du nez, et tombent fréquemment sur les mâchoires, sur les dents gâtées, si l'on en a, dont elles secouent rudement les chicots. Ce sont des douleurs plus cuisantes que celles de la migraine, mais qui disparaissent plus vite, et n'ont aucun rapport avec l'estomac. Une forte distraction peut les faire disparaître tout d'un coup, quitte à les voir revenir plus intenses la distraction finie. Elles s'attaquent surtout aux personnes bien portantes.

Les femmes ne sont pas seules sujettes à ces affections, et Sardou, l'auteur célèbre, en souffre cruellement. Il est rare que les gens stupides et bornés y soient sujets. Elles saisissent de préférence les personnes qui travaillent beaucoup de tête, ou fixent leurs yeux longtemps sur un point, comme pour dessiner, broder, écrire. Les personnes sédentaires et également trop sanguines ou anémiques y sont sujettes.

Le travail, qui les amène peut-être, les fait partir souvent. Le grand air est toujours bon, comme régime; l'humidité leur est contraire.

Mais s'il n'existe pas un curatif absolu, il y a un palliatif plus efficace que l'éther, le café, etc., etc., c'est la quinine. Elle donne surtout d'excellents résultats dans les accès de névralgies qui reviennent à heure fixe, car la quinine doit être prise avant les accès. Or, si les accès ne viennent pas régulièrement, comment savoir quand ils viendront? Se condamner à prendre de la quinine tous les jours, *en cas*, c'est s'y habituer peu à peu d'abord et annihiler l'efficacité du remède, puis on risque de s'abîmer les intestins. 25 centigrammes de quinine, pris quelques heures avant l'accès, le préviennent.

Tous les calmants, tisane de tilleul, bromure, eau de fleurs d'oranger, contribueront aussi à les calmer.

L'eau de mélisse est excellente pour les maux d'estomac de la migraine, avant et après les vomissements. La diète provoque plutôt la migraine. Les veilles prolongées la donnent aussi. Les parfums, même les meilleurs, les odeurs de fleurs, le passage subit du chaud au froid, appellent les névralgies dont il est bien difficile ensuite de se débarrasser.

Une injection de morphine peut guérir radicalement sans avoir d'inconvénient, mais à condition qu'il n'en sera fait qu'une seule.

(Voir aux *Médicaments*, pour l'application de la morphine.)

Toux. — Nous allons nous arrêter longtemps

à ce mot, parce que c'est celui qui comprend le plus grand nombre de maladies, lesquelles il est de la plus grande utilité de savoir pronostiquer à coup sûr.

Sous la dénomination de rhume, parce qu'il s'agit de toux, quantité de personnes désignent les maladies les plus opposées, celles qui demandent les médicaments sinon les plus différents, du moins bien divers. La toux de la coqueluche et la toux de la pneumonie, celle de la bronchite et celle de l'asthme ne se ressemblent pas ; ce sont cependant des toux, des sortes de rhumes. Le mot *rhume* n'est pas reconnu scientifiquement en médecine ; on dit *coryza* pour ce que le vulgaire appelle rhume de cerveau, et bronchite, pour le rhume dit de poitrine. J'ai adopté le mot *toux* comme un drapeau sous lequel elles viennent se rassembler, parce qu'il m'a semblé que ce serait sous cette expression plutôt que sous toute autre que chaque personne atteinte d'une maladie où la toux domine viendrait chercher l'explication.

Je vais énumérer par ordre alphabétique ces maladies.

1° *Angines.* (Voir le mot *Gorge.*)

2° *Asthme.* — Ce n'est pas un rhume ; on n'a même guère d'accès de toux, mais plutôt des suffocations ; la toux de l'asthme est très spéciale et ne ressemble à aucune autre ; c'est l'étranglement par l'expectoration qui ne peut se faire jour, et n'a lieu qu'à la fin de l'accès : cette difficulté provient du système nerveux ; le malade doit coucher presque assis, éviter de monter des escaliers. Lorsqu'un accès le prend, il faut s'empresser de lui donner de l'air, de lui appliquer des sinapismes aux pieds et entre les deux épaules, de lui mettre les mains dans l'eau bouillante

Lorsque le malade est jeune, et que l'asthme provient d'une faiblesse de tempérament causée par du rachitisme ou des scrofules, on le guérit par un traitement à l'iode.

Voici comment on peut préparer soi-même le papier nitré dont la fumée est très calmante.

Mettre fondre dans un demi-verre d'eau fraîche une cuillerée de nitrate de potasse ou sel de nitre. Tremper dans cette solution des feuilles de papier buvard, ou de papier non collé, puis les mettre sécher au soleil. Au moment de l'accès, brûler devant le malade une ou deux feuilles de ce papier.

3° *Bronchite.* Provient d'un refroidissement; se communique par la fièvre; on commence par avoir une bronchite aiguë, qui peut dégénérer en bronchite chronique, ce qui provoquera au retour de l'hiver de nouvelles bronchites de plus en plus aiguës. La bronchite commence par un coryza ou rhume de cerveau, avec douleur au cou, aux oreilles, aux yeux.

Au bout de trois ou quatre jours, on commence par tousser sec, puis gras avec expectoration de mucosités; la toux provoque des douleurs au creux de l'estomac et sous les côtes; la fièvre est légère. On peut arrêter la bronchite en prenant dès les premières atteintes, le soir au lit, une tasse de lait sucré et chaud, dans laquelle on aura versé une cuillerée de rhum; ensuite 25 centigrammes de sulfate de quinine qui fait disparaître la fièvre. Si ce moyen ne réussit pas, au bout de trois jours il faut cesser; la maladie suit son cours et on la calme par de la tisane de coquelicot et de violette et un emplâtre de thapsia sur la poitrine (remède bien désagréable et qui fait souvent plus souffrir que le mal lui-même).

Chez les personnes qui ne se soignent pas à fond, la bronchite aiguë dégénère en *bronchite chronique;* dans celles-ci la toux vient par quintes fatigantes; l'expectoration consiste en crachats blancs, verts ou jaunâtres très épais, surtout le matin, et en douleurs vagues dans la poitrine. Cette disposition dégénère en catarrhe si l'on est déjà d'un âge avancé.

Dès que l'on a une bronchite, on doit adopter le vêtement de flanelle à même la peau.

Un remède excellent, cependant employé rarement, je ne sais pourquoi, est le lait d'ânesse, ou, à défaut, le lait chaud de chèvre et même de vache. Le sirop de bourgeons de sapin, dans de la tisane de racine de polygana, donne aussi d'excellents résultats.

Le goudron est universellement adopté maintenant sous toutes ses formes. Je ne nommerai pas tous les produits dans lesquels on l'introduit, car la plupart sont exécrables. Il n'y en a qu'un seul, à mon avis, qui réunisse à la possibilité d'être pris par les estomacs les plus délicats, un goût délicieux et les propriétés médicales les meilleures : c'est l'*Élatine* (sapin de Norwège). Une tasse de lait chaud et sucrée, mélangée pour la moitié d'*Élatine*, est une boisson agréable et qui guérit radicalement toutes les maladies des bronches.

4° *Catarrhe.* Cette maladie, qui atteint surtout les personnes âgées, est le résultat de la bronchite chronique. Les malades vigoureux se soulagent promptement par un émétique, ou quelques prises d'ipécacuanha, un gramme dans un verre d'eau le matin ; ceux auxquels leur faiblesse ou d'autres maladies organiques défendent ce médicament un peu énergique, y suppléent par un large vésicatoire volant sur la poitrine tous les mois.

On reconnait le catarrhe à la toux violente, prenant surtout le matin, provoquant de l'oppression, de la suffocation, et se terminant par des mucosités abondantes. Si ces mucosités se trouvaient supprimées subitement, une mort certaine s'en suivrait.

5° *Coqueluche.* Atteint surtout les enfants et

est une maladie épidémique; elle dure jusqu'à six mois; le changement d'air lui est très bon. Faisant suite d'ordinaire à un rhume, on la reconnaît facilement à ses accès, composés d'une série de quintes durant de quatre à cinq minutes et se terminant par une sorte de hurlement et des vomissements. N'est pas grave, et n'implique pas de garder la chambre. Ses remèdes sont fort nombreux, ce qui équivaut à dire que la patience et le temps sont les plus certains. On calme par l'inhalation du gaz. Le sirop d'ipéca facilite les vomissements (une cuillerée à café).

Les uns préconisent le café fort; les autres la morphine, la belladone; brûler du papier nitré dans la chambre du malade est très bon, etc., etc. Au début on peut donner du sirop de gomme additionné d'un peu de sirop de morphine; plus tard une cuillerée à bouche de sirop d'ipéca le matin. Si la coqueluche est très intense, les pilules d'un centigramme d'extrait de belladone chacune, en augmentant progressivement et en diminuant de même, se donnent beaucoup; mais j'avoue que je ne suis pas partisan des poisons pour les enfants, qui ont bien le temps de s'empoisonner, de se droguer et de s'endormir le cerveau; je préfère la tisane de café froid comme boisson, et le papier nitré brûlé chaque soir dans la chambre où l'enfant couche; encore et surtout une friction sur la poitrine avec un peu de pommade stirbiée, jusqu'à l'apparition de nombreux petits boutons. On emploie beaucoup aussi maintenant la médication sulfureuse.

Aussitôt que l'état aigu est amélioré, promenades au grand air, si c'est à la ville dans les usines à gaz, si c'est à la campagne dans les bois de pins.

6° Le *Coriza* est le rhume de cerveau simple. Bien des personnes y sont sujettes très facilement et s'en guérissent aussi facilement, tandis que pour les autres il est le précurseur d'une bronchite. Du suif sur le nez, en se couchant, une tasse de lait chaud et bien sucré, avec du rhum, en aura raison : si le nez persiste à être bouché, respirer un peu d'alcali ou des sels anglais, mais ce système trop répété nuit au cerveau.

7° Le *croup* est la maladie la plus désolante

pour les parents, parce qu'elle s'attaque aux enfants sans qu'on puisse en connaître la cause : mon opinion personnelle est que la surexcitation, le passage brusque du chaud au froid, les colères auxquelles les enfants se livrent, les cris que les domestiques leur laissent pousser en les brutalisant comme il arrive si souvent, les courants d'air auxquels ils s'exposent ayant la peau moite, la nourriture trop stimulante, entrent pour beaucoup dans ces causes. Cette maladie ne prend pas aussi subitement qu'on veut bien le dire, et une mère attentive la voit parfaitement venir. Malheureusement, au lieu d'agir, on perd beaucoup de temps à se consulter et à attendre l'arrivée d'un médecin, tandis qu'on pourrait l'atténuer, sinon l'éviter, en appliquant immédiatement des sinapismes et en donnant un vomitif.

On la reconnaît surtout au genre de toux très particulier, que l'on compare à la voix d'un jeune coq qui essaie de chanter ; la respiration produit dans le gosier un bruit de drapeau agité ; l'enfant suffoque littéralement et le danger augmente rapidement.

Les meilleurs résultats s'obtiennent au moyen de la trachéotomie, mais on ne l'emploie généralement qu'après avoir essayé les autres, qui sont les vomitifs et la cautérisation.

On administre chaque quart d'heure une cuillerée à bouche du vomitif suivant jusqu'à effet :

25 centigrammes de sulfate de cuivre mélangé à 1/2 julep béchique.

Pour les familles qui n'ont qu'une pharmacie portative à leur disposition, c'est-à-dire n'ont pas à compter sur le pharmacien, voici comme elles pourront composer ce julep béchique :

Eau de gomme............	60	grammes.
Eau de fleur d'oranger......	10	—
Sirop de guimauve.........	30	—

Ne pas oublier qu'il faut obliger l'enfant de manger, quelque dégoût il puisse éprouver, et lui donner une bonne nourriture.

La cautérisation des fausses membranes a lieu plusieurs fois par jour à l'aide d'un pinceau imbibé dans une solution de 4 gr. d'argent dans 8 gr. d'eau.

8° La *diphtérie* n'est guère que le croup, caractérisée par un exsuda fibrineux, ou fausses membranes, qui tapisse les voies respiratoires, la trachée, parfois les bronches elles-mêmes. Un savant docteur a remarqué que ces dépôts de fibrine fondaient en quelques instants au contact de vapeurs de goudron et d'essence de térébenthine. Partant de ce principe, on a pu sauver des enfants considérés comme perdus, râlants et presque morts, même après la trachéotomie ; il suffit d'allumer près du lit un mélange de térébenthine et de goudron ; la chambre s'emplit d'une fumée noire et épaisse, au point que les assistants ne peuvent se voir, mais sans éprouver aucun malaise.

L'enfant aspire fortement et voluptueusement cette atmosphère de résine, y sentant la vie ; bientôt les fausses membranes se décollent et sont expectorées sous forme de crachats de rhume qui, recueillis dans un verre, continuent à se dissoudre visiblement. En même temps, on lave la gorge de l'enfant avec du coaltar, de l'eau de chaux. L'enfant est radicalement guéri en deux ou trois jours. Ces fumigations sont en outre un excellent désinfectant comme parasiticides et microbicides ; ceux qui ont approché ces malades, même des enfants, n'ont nullement contracté la terrible maladie.

Ce traitement, si simple et si merveilleux, est donc à la fois un remède absolu et un précieux préventif.

9° *Grippe.* A peu près mêmes symptômes et même traitement que pour la bronchite.

10°, 11°, 12° *Pleurésie, pneumonie, phtisie.* Le commun des mortels est porté à confondre la *pleurésie*, la *pneumonie*, et même la *phtisie ;* la *pleurésie* est un engorgement de la plèvre, et elle devient chronique s'il y a épanchement séreux dans la cavité de la plèvre. Elle offre le début d'un rhume violent de poitrine accompagné d'une douleur dans un point fixe de la poitrine ; sur ce point il y a matité, bruit de cuir. La toux est sèche, pénible ; il y a oppression et fièvre, allant jusqu'au délire ; en appliquant l'oreille dans le voisinage du point douloureux, et faisant parler le malade en même temps, on perçoit les sons de la voix tremblotants et saccadés. C'est une maladie très grave mais que l'on guérit très bien maintenant, si le malade est assez jeune et assez fort pour supporter une opération par laquelle on fait des ponctions à la plèvre. Sur cent malades traités par cette méthode, qui est celle d'un de nos premiers chirurgiens, on assure qu'on en sauve quatre-vingt-dix-neuf, et cette maladie n'est plus mortelle. Avant d'en venir à l'opération, on peut essayer d'enrayer par des vésicatoires, des sinapismes, des sangsues. On prend pour boisson de la tisane de fleurs de guimauve sucrée avec du sirop de gomme.

La *pneumonie* est plus connue sous le nom de *fluxion de poitrine*. Elle ressemble un peu, comme symptômes, à la pleurésie, mais la douleur est sous le sein; cette douleur est fixe et augmente quand le malade tousse. Un refroidissement, un courant d'air sur une poitrine découverte, rendue moite par la danse, une boisson glacée absorbée en transpiration, procurent de bonnes pneumonies presque instantanément. Une marque caractéristique est la nuance de l'expectoration d'abord sanguinolente, puis couleur de jus de pruneaux. Fièvre très forte se compliquant de délire ; cette maladie, comme presque toutes les maladies violentes, se compose de trois périodes de neuf jours chacune : la première pour arriver à son apogée ; la seconde époque pendant trois jours de laquelle le danger peut être imminent, la fluxion de poitrine pouvant se compliquer de fièvre cérébrale ; puis enfin neuf jours de déclin. Le principaux médicaments contre la pneumonie sont : le kermès, la saignée, les sangsues, les vésicatoires, les sinapismes aux pieds ; on purge avec de la manne ; on prend six à huit cuillerées par jour d'une infusion très légère de digitale, ainsi que des tisanes de tilleul et de mauve alternant avec la potion suivante, prise par cuillerée aussi, six ou ou huit fois par jour :

Pour 200 grammes sirop de gomme
et 10 gr. d'eau de fleurs d'oranger.
50 centigrammes de kermès minérale.

Quand la fièvre a été vaincue par 4 ou 5 pilules de 1 gramme chacune de musc ou de quinine, on applique un large vésicatoire sur l'endroit douloureux de la poitrine.

On guérit souvent en badigeonnant le malade, et particulièrement la poitrine, de teinture d'iode.

La pneumonie dégénère parfois en une sorte de phtisie, ou maladie de poitrine chronique. L'amaigrissement s'accentue. Par la percussion, on constate de la matité, et par l'auscultation, de la bronchophonie, accompagnées d'une fièvre lente. Un régime très doux, un exercice très modéré, l'usage d'huile de foie de morue, des frictions de teinture d'iode, des applications de vésicatoires volants; porter continuellement de la flanelle de santé; de la tisane de coquilles d'amandes et de baies de genièvre, voilà le régime à suivre.

La *phtisie*, que le vulgaire appelle consomption, et les malades, des poitrinaires, est héréditaire, et se gagne aussi par la cohabitation; coucher dans le lit ou habiter la chambre d'une personne phtisique, peut parfaitement donner la maladie; on voit souvent de deux époux, dont l'un est phtisique, le bien portant prendre la maladie et succomber avant le malade; ou encore, un homme, ayant perdu sa première femme de cette maladie, et se remariant, la seconde femme la prendre et en mourir. Aussi, doit-on absolument interdire une alliance avec une personne dont un membre de la famille a été ou est phtisique.

Il y a cependant la phtisie accidentelle qui est alors déterminée « galopante », c'est-à-dire qui enlève le malade en quelques semaines; celle-là n'est pas héréditaire et ne se gagne pas. Elle est plus facile à guérir.

Par le temps de science qui court, chacun connaissant son état de santé, il n'est pas hors de propos de raisonner cette cruelle et pénible maladie qui emporte les plus jeunes et les plus chers. On s'en effraie bien à tort et elle n'est pas aussi désespérée qu'on le croit, si et quand l'on veut bien la soigner avec discernement. Il est prouvé maintenant qu'une personne phtisique peut parfaitement vivre jusqu'à quatre-vingts ans. J'en connais qui ont été condamnées à mort depuis leur enfance et qui ont fourni une belle et longue carrière. Je n'irai pas jusqu'à assurer qu'elles aient été jamais très robustes, mais elles ont vécu. J'ai connu maintes jeunes femmes qui crachaient le sang et étaient condamnées par la Faculté, que j'ai pu revoir vingt ans après ; des enfants destinés à ne pas devenir adultes, et qui sont devenus des vieillards !

Ayant découvert que la phtisie provenait de tuberculoses (petits champignons vénéneux, provenant de microbes qui s'attachent aux poumons), on pratique une incision dans les omoplates, sur le côté, on en retire le poumon, on le nettoie, le gratte, et on le remet ; quand vous êtes réveillé, — car vous avez été chloroformé pour l'opération, — ni vu ni connu, vous avez un poumon récuré, remis à neuf !

Des soins intelligents sont pour beaucoup dans ces cures. Trop souvent, une famille se laisse aller au désespoir et au découragement : « l'enfant est perdu, il ne fera que végéter et traîner une existence maladive et misérable.... à quoi bon se donner tant de peine, faire tant de frais ! » La plupart du temps, ce sont les pères qui parlent ainsi ; les mères sont plus dévouées, plus confiantes, et si elles sont libres, elles arrivent à sauver leurs trésors. Lorsqu'on a l'âge de raison, c'est à soi-même de savoir se soigner; mais ces soins, quels sont-ils? Ils s'adressent au moins autant au moral qu'au physique, et consistent beaucoup plus dans le régime que dans les médicaments. Certes, l'huile de foie de morue, les toniques et les rafraîchissants sont excellents; mais si on n'accompagne pas les remèdes d'un régime bien entendu, ils ne suffisent pas, tandis que le régime pourrait suppléer aux remèdes; ce régime consiste en une vie absolument calme, dénuée de fatigue et d'émotions; très peu d'exercice, la plupart du temps il en est fait beaucoup trop; rien d'excitant dans la nourriture ni dans la vie; régularité, bon air, travail modéré mais suivi. La campagne est excellente; exposition de l'habitation au midi; pas d'humidité, jamais d'imprudence. Beaucoup de laitage chaud et d'œufs frais. L'acide phénique joue aussi un grand rôle.

Transpirations ou *sueurs*. — La transpiration naturelle ne doit jamais être arrêtée, par exemple celle des pieds, des mains, des aisselles ; on doit se borner, si son abondance devient gênante, à saupoudrer de tannin les parties susdites.

Une transpiration habituelle et abondante de la tête et des reins provient, en général, de faiblesse dans la constitution et se répare par un régime généreux et fortifiant.

Des sueurs survenant pendant des maladies inflammatoires, sont un symptôme de bon augure ; la peau sèche et brûlante étant, au contraire, signe de la marche ascendante de la maladie.

Dans les maladies causées par des refroidissements, telles que bronchite, fluxion de poitrine, rhumatisme, les transpirations peuvent enrayer le mal, mais il faut qu'on sache en tirer parti, c'est-à-dire prendre bien garde de se refroidir.

Dans les transpirations, ce qu'il faut éviter surtout, c'est ce qu'on appelle vulgairement les sueurs rentrées ; en retombant sur la poitrine, elles peuvent provoquer une congestion des poumons. Les sueurs *rentrées*, c'est-à-dire repoussées brusquement, le sont par un changement de linge, l'absorption d'une boisson à la glace, l'exposition dans un courant d'air.

Lorsque l'on est en transpiration, on doit se couvrir et attendre avec patience que cet état de sueur se soit calmé. Il faut alors changer de linge, avant que celui-ci ne soit refroidi sur le corps, car le froid de l'humidité ferait *rentrer* la sueur. C'est pourquoi les personnes qui transpirent facilement doivent porter de la flanelle de santé sur la peau. La flanelle pompe l'eau et ne se refroidit pas comme la toile de la chemise.

Quand une sueur a été supprimée, il faut s'empresser de la faire revenir, et on peut, par ce moyen, réussir à réagir.

L'arrangement le plus commode pour bien transpirer, c'est de s'envelopper tout nu dans une couverture ou dans un vêtement quelconque *en laine* dans un lit bien couvert, et de boire abondamment une infusion très chaude, mais légère, de *bourrache*, de *tilleul*, de *camomille* ou de toute autre plante *aromatique* ; ou, tout simplement, de l'eau sucrée chaude, dans laquelle on met quelques cuillerées de *rhum* par petite tasse. Il faut rester immobile dans son lit et ne mettre du linge chaud que lorsque la transpiration a duré assez longtemps.

Se faire suer au moyen de vin chaud ou de boissons alcooliques, peut déterminer des inflammations.

Ne pas se faire suer quand la fièvre a commencé, ni dans les maladies de foie et de gravelle, mais au contraire dans les maladies de peau.

On combat les sueurs provenant de causes naturelles par l'usage d'infusion de feuilles de pêcher, et par celui d'une pilule, prise chaque jour en se couchant, composée de 15 centigr. de poudre d'agaric blanc pour 3 cent. d'extrait thébaïque.

Sueur fétide des pieds. La sueur des pieds constitue une incommodité doublement gênante. Mais il faut considérer cette sueur comme une infirmité presque utile, et non comme une maladie ; car, si on parvient à la faire cesser, par quelque moyen que ce soit, on s'expose souvent à des affections bien plus graves. Tâcher de la rendre supportable à l'aide des moyens suivants : se pourvoir de chaussettes en laine d'un tissu à la fois doux et épais, en nombre suffisant pour en changer tous les jours ; ne pas laver ces chaussettes au savon ou à la lessive, mais seulement *à l'eau pure.*

Avant de les mettre, saupoudrer ces chaussettes avec quelques pincées de *poudre de tannin phéniquée*, de manière à faire pénétrer la poudre dans le tissu.

Sueur fétide des aisselles. L'emploi de la poudre phéniquée ne sera pas moins efficace. On placera un petit sachet mince sous les aisselles. On peut aussi saupoudrer de tannin les gants et les chaussettes. Le tannin enforcit la peau.

TUMEURS. — S'il arrive que l'on ressente une douleur en un point quelconque, lorsqu'on appuie dessus légèrement, et que l'on trouve une bosse molle plus ou moins forte sous le doigt, c'est que l'on a une tumeur ; il y en a de bien des genres, qu'il est très utile de savoir reconnaître ; il est toujours urgent de ne pas les négliger.

1° Lorsque la tumeur est petite, ronde, rouge, chaude, avec un point blanc au sommet, on est en face d'un *furoncle* ou d'un *abcès.* (Voir ce mot.)

2° Une tumeur d'une gravité beaucoup plus grande est l'*anthrax*. Elle forme une bosse d'un rouge livide plus ou moins étendue, excessivement douloureuse, qui, à la fin de la troisième semaine, se parsème d'une quantité de points saillants, blancs, lesquels crèvent et forment une plaie à bord échancré, d'où sortent comme des lambeaux de chair. On peut très bien soigner soi-même et guérir un *anthrax*, même très grand, si l'on sait s'y prendre, tandis que bien des malades meurent entre les mains des médecins.

D'abord, il dépend beaucoup du tempérament que la maladie ne s'aggrave. Les gens adonnés à l'alcoolisme, faisant abus de nourritures malsaines, telles que la charcuterie, ayant un sang corrompu ou atteints de diabète, ont beaucoup de mal à s'en sortir, et feront bien tout d'abord de s'administrer un bon purgatif.

Il y a quelques années encore, les médecins *débridaient* les *anthrax*, c'est-à-dire fendaient la tumeur en plusieurs sens et en extrayaient les chairs. Cette opération était excessivement douloureuse; le patient perdait beaucoup de sang, et s'il était âgé ou faible, il en revenait difficilement. Aujourd'hui, tel qu'on traite l'*anthrax*, il est beaucoup moins dangereux; on le laisse percer tout seul, sous des cataplasmes de graine de lin, soigneusement entretenus, et sur lesquels on met quelques gouttes de laudanum si la douleur est trop forte. On soutient le malade par un régime excessivement sain et doux : consommé, vin de Malaga, viandes blanches, ni poisson, ni porc, ni gibier, ni farineux, ni piment. Quand l'anthrax est ouvert, on lotionne toutes les deux heures avec une eau plutôt chaude que tiède, très émolliente, faite avec des racines de guimauve, et dans laquelle on met de l'eau de Labarraque ou quelques gouttes d'acide phénique; on entretient continuellement des cataplasmes émollients. La plaie se vide d'elle-même, sans souffrance, et trois semaines environ après, elle est cicatrisée.

Le *Phlegmon* ressemble beaucoup à l'abcès et se traite de la même façon ; il se forme souvent après une contusion.

Adénite. Cette maladie consiste en ganglions durs engorgés, plus ou moins douloureux, qui se forment sur la peau en différentes parties du corps, à l'aisselle, de préférence, etc. ; la peau est rouge, chaude. Cette maladie, d'abord aiguë, peut devenir chronique ; on la soigne avec des sangsues, des frictions d'onguent mercuriel. Si un abcès se forme, on se hâte de l'ouvrir ; si elle devient chronique, on maintient un vésicatoire au bras ; on peut aussi mettre un petit séton dans la glande ; on fait des frictions avec une pommade composée de 5 grammes d'iodure de plomb sur 25 grammes d'axonge balsamique.

Adénoïtes. Sortes de tumeurs au sein, élastiques et mobiles, aussi longues à se former qu'à disparaître, n'ayant ni le danger ni les douleurs lancinantes du cancer, et n'apportant aucun trouble dans la santé.

Un petit emplâtre de Vigo avec mercure, et boire, tous les matins, 1 gramme d'iodure de potassium dans un demi-verre d'eau.

Cancer. Le cancer n'est autre chose qu'une sorte d'abcès qui a pris un caractère chronique et grave.

On a vu des cancers se former à la suite d'un bobo écorché sans relâche par imprudence, d'un coup ayant provoqué une tumeur; mais, comme pour les abcès, d'ailleurs, et tout ce qui suppure, l'état général de la santé, la qualité du sang et de l'humeur entrent pour beaucoup dans l'ulcération. Les personnes parfaitement saines ne sont pas aussi sujettes aux cancers, qui peuvent être extérieurs ou intérieurs, et qui dans les deux cas sont inguérissables, mais ont une marche très lente que l'on peut prolonger.

Le teint jaune paille, la peau sèche et une odeur fort désagréable, dénoncent facilement une maladie cancéreuse.

Le cancer extérieur présente une plaie ulcéreuse, en forme de champignon, à bords déchiquetés, dont le milieu mou laisse écouler un liquide sanguin parfois qui excorie les chairs voisines, ce qui fait que la plaie s'étend toujours, et fait dire à certaines personnes *qu'il faut nourrir le cancer;* c'est tout simplement de mettre, afin que le liquide ne touche pas à côté, des morceaux de matières spongieuses; c'est pourquoi on essaye aussi d'enrayer par la cautérisation profonde, soit au fer rouge, soit à l'aide de caustiques.

Ces opérations nécessitent la présence d'un médecin; cependant voici la recette d'une pommade que l'on peut faire soi-même et dont on se sert tant qu'il n'y a pas ulcération :

Calomel....................	4	grammes.
Axonge.....................	15	—
Extrait de belladone et de ciguë.....................	2	—

Si le médecin vous ordonne de la poudre de Rousselot comme caustique, voici la façon dont il faut l'employer : la délayer dans un peu d'eau de gomme, l'étendre sur la plaie avec un pinceau et recouvrir d'un morceau d'amadou mouillé.

Pour les cancers extérieurs aussi bien que pourles autres, le régime doit se composer de viandes blanches, de légumes, rien d'excitant ni de facile à se corrompre, comme du porc ou du gibier. Hydrothérapie et bains de mer.

Cancer de l'estomac. Tumeur dure et douleur aiguë au creux de l'estomac, vomissements couleur marc de café. Comme tisane, un gramme d'acide phénique dans un litre d'eau; pour calmer les vomissements, cinq gouttes de perchlorure de fer dans une cuillerée d'eau de fleur d'oranger.

Le cancer du foie ressemble beaucoup à celui de l'estomac, sauf que la douleur se manifeste sous le côté droit, et que la percussion démontre que le foie a augmenté de volume. Cataplasmes de belladone.

Les symptômes et le traitement varient peu pour les cancers dans d'autres parties du corps. Le traitement par l'acide phénique est le meilleur.

Urine. — L'*urine sucrée* est le signe indiscutable du *diabète;* malheureusement on ne peut la reconnaître que par l'analyse, qui est hors la compétence des personnes pour lesquelles nous écrivons; elles doivent donc pour cette maladie se contenter des autres signes qui sont : malaise universel, chaleur sous la peau, même très abondante; soif inextinguible, faim. En observant un régime rigoureux, on arrive à se guérir de cette maladie. Ce régime est de s'abstenir totalement de farineux, pain, haricots ou pâtisserie; ne manger que du pain de gluten, de la viande, boire du café et du thé sans sucre; supprimer tout aliment sucré; prendre de l'eau ferrugineuse; un gramme de carbonate d'ammoniaque avant les repas. Faire attention de ne pas avoir froid. Ne jamais appliquer de vésicatoire à une personne atteinte de diabète, et la préserver autant que possible de plaies qui se guériraient difficilement et provoqueraient de graves complications.

Urine mousseuse. Elles sont faciles à remarquer. Cette mousse constate du blanc d'œuf ou albumine, qui du sang est passé dans l'urine, dénote la *néphrite albumineuse;* cette maladie se dénote, outre ce que nous venons d'indiquer, et qu'il est très facile de constater, par une fièvre délirante par moment; on applique des ventouses au bas des reins, teinture d'iode (5 gouttes dans une décoction d'eau de noyer), eau de Vichy, régime végétal; maladie longue et douloureuse.

Urine nuageuse et glaireuse dénote de la *gravelle*, des *calculs de la vessie* ou pierre, de la néphrite et abcès des reins. Ces maladies sont compliquées et difficiles à soigner sans médecin. Cependant, pour la *gravelle* (qui laisse souvent dans l'urine des petits graviers ou du sable rougeâtre), on peut toujours prendre deux grammes de benzoate de chaux, par jour, dans de la confiture, et un gramme de nitrate de potasse, dans une tasse de tisane de baies de genièvre.

L'*urine claire* indique un tempérament nerveux, l'*urine rouge* des maladies inflammatoires, l'*urine jaune* maladies de foie.

Si l'on est en bonne santé, il ne faut pas s'effrayer que l'urine démontre certains symptômes qui peuvent être des avertissements de notre disposition, et nous mettre sur nos gardes.

Varices. — On appelle varices une dilatation

des veines des jambes; le mauvais sang peut s'y fixer et déterminer des ulcères variqueux. Aussi, faut-il conserver le sang en bon état par un régime sain et dépuratif, et porter des bas élastiques qui compressent légèrement et également, et empêchent la dilatation. La personne doit éviter des marches fatigantes.

VENTRE. — Le ventre est généralement développé dans les maladies violentes et d'inflammation, et se rétrécit à la dernière période de la phtisie et du choléra.

Les maladies spéciales du ventre sont :

La *diarrhée* qu'il ne faut pas confondre avec la *dysenterie* ni avec la colique. La *diarrhée* simple est une évacuation de selles liquides et répétée, qui peut être provoquée chez des personnes bien portantes par des aliments acides, des fruits, du melon mangés en trop grande quantité, une boisson trop froide, ou une maladie existante chronique, telle que la gastrite, la dyspepsie. On doit d'abord laisser effectuer un peu de diarrhée, laquelle n'est pas nuisible par elle-même; si elle continue trop fortement une seconde journée, et que les selles deviennent liquides, il faut l'arrêter par la diète d'abord, un peu d'eau de riz, du sirop de ratanhia, du sirop diacode si le sommeil manque, et enfin un petit lavement dans lequel on délaye une cuillerée à café d'amidon.

La *dysenterie*, au contraire, occasionne des douleurs dans le ventre, des coliques; les selles ne sont pas abondantes, presque nulles, quoique fréquentes; dans ce cas, il faut nettoyer le corps par une légère purgation de magnésie ou un lavement à la guimauve, dans lequel on met quelques gouttes de laudanum, et que l'on tâche de garder un peu de temps. A l'intérieur, six grammes de poudre de bismuth dans de l'eau sucrée, trois prises dans la journée. Pour aliment du consommé et des œufs peu cuits, mais à condition qu'ils soient absolument frais, sans quoi ils font plus de mal que de bien.

Les *coliques* sans selles proviennent de maladies de foie ou des reins, etc.

Entérite. Coliques, douleur près du nombril, dysenterie; prendre des lavements de son avec quelques gouttes de laudanum, régime de viande blanche et de bouillon de poulet, bouillon froid, tisane de chiendent froide.

Hernie. C'est une tumeur molle, le plus fréquemment placée au bas du ventre, et provenant généralement d'efforts; les enfants qu'on laisse trop crier pendant le premier âge peuvent en contracter. Cette tumeur, qui ne provoque aucun changement de couleur à la peau, apparaît surtout lorsque la personne se tient debout. Elle est réductible sous la pression des doigts. Quand elle cesse d'être réductible, elle devient ce qu'on appelle une *hernie étranglée*, et est douloureuse et enflammée. Dans le premier cas, on conserve la hernie toute la vie, en la soutenant avec un bandage qu'il ne faudra jamais quitter; dans le second cas, la maladie est très grave; on essaie de la faire redevenir réductible par une manipulation douce et continue, dans un bain prolongé de plusieurs heures; mais il ne faut pas attendre plus de deux ou trois jours pour recourir à l'opération; plus la hernie est petite, plus elle est facile à étrangler.

Il y a encore bien des maladies dans le ventre

et les intestins, qu'il nous est impossible de décrire ici parce que leur traitement exige des opérations chirurgicales; entre autres le *kyste de l'ovaire*, maladie très grave qui s'attaque surtout aux femmes d'une quarantaine d'années, et qui se manifeste par une vive douleur à un point restreint du ventre, et une petite tumeur globuleuse; on tentait autrefois de la faire disparaître à l'aide de l'onguent de Vienne; aujourd'hui on pratique l'extraction par une opération qui réussit parfaitement quand la patiente est robuste et le chirurgien habile.

Le ventre est aussi douloureux dans la *péritonite*, inflammation du bas-ventre très grave, qui provient principalement de refroidissements intérieurs ou dans les parties inférieures du corps. Cataplasmes de farine de lin laudanisés, bains sulfureux, limonade purgative. (Voir *Maternité*.)

Miserere. Des douleurs atroces se font sentir tout à coup dans les boyaux; on éprouve des nausées; c'est le gros intestin qui se paralyse et se ferme, ne laissant plus passer même l'air nécessaire. Lorsque le patient est jeune, on peut risquer une opération; sinon les lavements les plus énergiques à l'assa-fœtida sont essayés, mais réussissent rarement, et le malade expire au bout de vingt-quatre ou quarante-huit heures.

Vérole (petite vérole, etc.) Voir au mot *Peau* (maladies de).

Vers. — *Ténia ou ver solitaire.* Il est un vieux proverbe de médecine qui dit : *Tæniam cogita ! Pensez au ténia,* quand des troubles dans l'organisme résistent à toutes les médications et déroutent tout diagnostic. Malheureusement on n'en tient aucun compte, quoique cette maladie soit devenue excessivement fréquente ; mais un médecin ne peut en être sûr qu'après avoir vu, comme saint Thomas, et il y pense rarement. Elle devient fréquente, à cause de l'usage de la viande crue, si préconisée, et de la poussière pleine de microbes que l'on avale.

On n'y pense pas, parce que les symptômes ressemblent à ceux d'autres maladies et qu'en général le public s'attend à les voir tout autres et repousse l'idée de cette maladie.

Le vulgaire se figure en général que les personnes ayant le ver solitaire sont en proie à une faim terrible, ont très mauvais teint et sont très amaigries ; autant d'erreurs. Je cite un exemple :

Il s'agit d'une femme d'un âge avancé ; elle souffrait depuis plus de dix ans de malaises intolérables, et avait appelé plusieurs médecins à son secours, qui lui avaient tous trouvé une maladie différente sans jamais réussir à la soulager. Elle était en proie à des diarrhées impossibles à calmer, auxquelles succédaient des constipations sans motif. Il survenait des chaleurs sous la peau, des démangeaisons sans causes extérieures, puis des soifs aiguës qui faisaient croire au diabète, des douleurs dans les jambes, des gastrites, des insomnies surtout ; des malaises, une perturbation dans tout l'organisme la désolant, une toux opiniâtre ; que sais-je encore ? avec tout cela, un appétit souvent assez bon, mais parfois aussi un dégoût profond de la viande, et par-dessus tout, des nausées, une haleine désagréable, la langue épaisse.

Pour un médecin songeant au fameux dicton, ces pronostics sont infaillibles; en ajoutant encore des cauchemars, un peu de fièvre, des abcès, une grande anémie, sans oublier des vertiges, ce devait être décisif.

Elle ne se préoccupait pas de ses selles, quoiqu'il lui semblât parfois qu'elle rendît quelque chose peu ordinaire. Ce ne ne fut que fixée par l'évidence qu'elle reconnut qu'elle avait le ténia un jour que, naturellement, elle évacua un tronçon de deux mètres.

Beaucoup de personnes ont ainsi le ver solitaire sans s'en douter. La dame dont je viens de parler était fraîche de teint et avait un bel embonpoint.

Le ténia pique avec acuité, ce qui faisait qu'elle ressentait au cœur des douleurs lancinantes qui la faisaient traiter pour une péricardite.

Les médecins ne peuvent pronostiquer le ténia qu'en voyant des tronçons rendus; il ne leur reste plus alors qu'à le traiter.

Le ténia n'est pas rond comme les ascaroïdes; il ressemble absolument à un lacet blanchâtre rayé en travers ; les raies sont des anneaux par lesquels il absorbe sa nourriture, ce qui est cause de sa croissance rapide.

C'est terrible de songer qu'on porte dans ses intestins une bête si longue, un véritable monstre; ce qui le rend difficile à détruire, c'est que sa tête se tient dans le frêle intestin, et cette malheureuse tête, qui n'est pas plus grosse qu'une tête d'épingle, au bout du cou, fin comme une aiguille, car l'animal va en diminuant vers la tête, se sépare de ses tronçons et résiste à tous les évacuants.

Pour détruire le ténia, il y a trois remèdes bien connus, le kousso, l'écorce de grenadier, la fougère mâle. Ces trois ingrédients ont chacun la vertu d'endormir le ténia et de le faire pelotonner ; pendant le temps qu'il est ainsi endormi, on administre un purgatif qui doit le faire évacuer ; je dis *doit*, parce que, néanmoins, cette évacuation n'a souvent pas lieu, soit que la bête ne soit pas suffisamment endormie, soit que la purgation soit prise trop tôt ou trop tard ; et il arrive fréquemment que le résultat se borne à évacuer sept ou huit mètres du monstre; mais à l'endroit du cou, si fin, l'anneau se brise et la tête reste; dans ce cas, il faut attendre au moins six mois avant de recommencer l'opération, attendu qu'il faut que ce soit le poids du corps qui entraîne la tête; il est donc nécessaire que le corps se reforme; on ne reste guère plus de six mois sans rendre de tronçons; seulement, il est très facile d'en rendre sans s'en apercevoir.

Le kousso s'administre en poudre; 15 grammes infusés dans un verre d'eau bouillante; c'est horrible à avaler. L'écorce de grenadier se prend en infusion ou en liqueur réduite, sous un nom connu, mais cause de grandes douleurs dans les reins qui rendent plus malade que la maladie. La fougère mâle se prend en infusion, mais il en faut une si grande quantité, qu'un savant chimiste l'a concentré dans des capsules; malheureusement, il faut en absorber 40 à 50 et avec des précautions si minutieuses que le résultat est assez difficile à obtenir. Cependant, c'est par ces capsules que la malade dont j'ai parlé plus haut, s'est débarrassée du premier coup de son ténia, qui avait dix mètres de long.

Un autre moyen plus simple, mais qui ne réussit pas toujours, est de prendre à jeun, après une purgation, une livre d'huile d'olive, par verre, de quart d'heure en quart d'heure ; une heure après le dernier verre, une purgation d'huile de ricin. Le ver peut avoir été asphyxié. La fougère mâle refroidit la poitrine et laisse parfois une indisposition aux poumons.

Donc, avec un peu de persévérance, on arrive à se débarrasser de l'ennemi, et tout aussitôt la santé renaît, à part les dévastations causées par les médicaments et que le temps seul peut réparer.

A part le ténia, les enfants ont souvent des *ascaroïdes* dans le voisinage de l'anus ; un lavement froid d'infusion d'absinthe très légère les entraîne facilement.

YEUX. — Les yeux sont les parties du corps les plus délicates ; et il faut beaucoup de circonspection dans l'emploi des médicaments qu'on y applique, sous peine de risquer de s'aveugler.

Le bobo qui est le plus fréquent et le plus anodin pour les yeux, c'est l'*orgelet*, appelé vulgairement *compère Loriot*. C'est un petit clou qui vient sur le bord de la paupière, il est plus gênant que douloureux. Il dure en général neuf jours, car il faut qu'il perce. Je n'aime pas les cataplasmes sur les yeux ; je conseille donc de ne rien mettre, sauf un bandeau, afin de préserver de l'air ; puis de le baigner avec de l'eau de mauve ; comme il tente à se reproduire, il est bon de prendre, lorsque le mal est à son déclin, plusieurs purgations répétées.

Ophtalmie. Les bébés, dès les premiers jours de leur petite existence, sont sujets à une inflammation des paupières. Le médicament le meilleur est de baigner les yeux avec du lait de la nourrice.

L'ophthalmie pour les adultes se manifeste par la rougeur du globe de l'œil et de la douleur. Lotions d'eau de rose, de plantain et de fleurs de sureau ; bains de pieds très chauds, purgation, vésicatoire derrière l'oreille, repos absolu de l'œil.

L'*Amaurose*, dite *goutte sereine*, s'annonce

par des vertiges, des points noirs voltigeant devant les yeux, suivis tout d'un coup de la perte de la vue. La pupille conserve son volume ; physionomie significative, le sujet porte la tête haute. Cette maladie provient surtout du diabète, ou d'une maladie malsaine. Vésicatoire à la nuque, friction au-dessus des yeux avec du baume de Fioravanti, dans lequel on met quelques gouttes d'ammoniaque. On emploie avec assez d'efficacité le traitement par l'électricité.

La *cataracte* consiste en une petite taie blanche qui se forme peu à peu sur la pupille ; signe particulier, le sujet marche tête baissée. Cette maladie venant peu à peu, on la combat par un vésicatoire permanent au bras, une friction des paupières avec quelques gouttes d'huile phosphorée. On introduit sur le globe de l'œil deux gouttes du collyre suivant : pour six grammes de teinture éthérée de digitale, 50 centigrammes d'aconitine. Si la cataracte continue sa marche, lorsque la vue est complètement perdue, on procède à une opération qui réussit presque à coup sûr.

Obstruction du canal lacrymal. Cette maladie n'occasionne pas une grande douleur, quand il ne s'agit que d'une fistule bouchant le canal, mais elle peut devenir plus grave. La narine du côté de l'œil atteint devient très sèche, et l'œil larmoie sans cesse. Ponctions dans le canal, par une canule en argent, afin de détruire la fistule.

En résumé, prévenir les maladies des yeux, aussitôt que l'on remarque de la fatigue, du larmoiement ou de la rougeur, par des lotions répétées, pendant des mois, d'eau de rose mélangée d'eau de plantain et de quelques gouttes d'alcool de romarin ; s'abstenir de caplasmes. (Voir aux *Médicaments.*)

DEUXIÈME PARTIE

MÉDICAMENTS COMPOSANT LA PHARMACIE

LEURS VERTUS ET LEUR APPLICATION

I

PHARMACIE

La prudence la plus élémentaire fait une loi d'avoir toujours sous la main les remèdes indispensables qui servent à attendre le médecin ou à s'en passer, — ce que l'on doit autant que possible se mettre à même de faire ; — que de fois on peut arrêter un mal en agissant dès le début, tandis qu'en attendant des soins, sans rien faire, il s'aggrave de façon que les soins arrivés sont inutiles !

L'eau fraîche est un médicament pour ainsi dire universel et que l'on trouve partout : pour les contusions et les blessures, il est excellent, mais il y en a bien d'autres qu'il est très facile d'avoir à sa disposition.

On doit avoir, dans une famille, trois genres de pharmacie : la *pharmacie de poche*, la *pharmacie de voyage* et la *pharmaçie de la maison.*

La *pharmacie de poche*, c'est celle que l'on doit ou que l'on devrait toujours avoir sur soi, dans sa poche, pour aller à la chasse, au bain, en promenade, etc. Elle varie un peu, selon les circonstances.

Je connais des femmes, des jeunes filles précautionneuses qui, même en ville, la portent dans leur poche. Elle a le volume d'un porte-monnaie et sert en même temps de ménagère. De même qu'il s'y trouve des épingles, quelques aiguilles, un ciseau, du fil, il y a un peu de taffetas d'Angleterre, un petit flacon à deux têtes renfermant d'un côté de l'alcali volatil, de l'autre de l'éther ou des sels anglais; dans une petite boîte, quelques grains d'émétique et un petit morceau de pierre infernale : voilà déjà de quoi se préserver d'une piqûre venimeuse, d'un empoisonnement, d'une défaillance. Sans trop s'encombrer, on peut ajouter un ou deux petits flacons doubles, contenant de la teinture d'arnica, de l'eau de mélisse, du collodion, le tout entouré de charpie et d'un ruban, ce qui empêche la casse et sert à l'occasion pour un pansement.

La *pharmacie de voyage* n'est qu'un dédoublement de la *pharmacie de maison;* c'est pourquoi il suffira d'énumérer les médicaments et objets qui doivent composer cette dernière ; la nomenclature que nous indiquons, ainsi que les quantités, est appropriée à tout le monde en général, mais il va sans dire qu'une maîtresse de maison ou une mère de famille intelligente la modifie selon les besoins de son entourage. Par exemple, habite-t-on un château, une campagne isolée, la pharmacie doit être abondamment approvisionnée en tout, parce qu'il est difficile de se procurer les ingrédients; à la ville, où l'on peut renouveler fréquemment sa provision, il n'est pas utile d'en avoir une aussi grande quantité sous la main, risquant parfois de se gâter.

Ensuite, tout en prévoyant les principales maladies, on augmente les doses des médicaments nécessaires à obvier aux indispositions auxquelles les membres de la famille sont plus sujets.

Voici la nomenclature des médicaments les plus usités, avec doses pour une habitation assez éloignée de la ville. Pour la ville, la moitié des doses indiquées suffira.

1/2 litre ou 1/2 bouteille de 250 grammes de :

Eau distillée.
* Eau de fleurs d'oranger.
* Eau de Mélisse.
* Eau de roses.
* Ammoniaque ou alcali volatil.
* Acide phénique à 5 °/₀.
* Eau de Cologne.

Fioles de 150 grammes :

Eau de laurier cerises.
* Baume du Commandeur.

Collodion.
Sirop d'éther.
Huile camphrée.
* Teinture d'arnica.
* Alcool camphré.
* Extrait de Saturne.
* Baume Tranquille.
* Eau sédative.
* Glycérine.
* Éther.
Huile d'amandes douces.

Trois doses d'huile de ricin à froid :
Flacons de 60 ou 80 grammes :

* Laudanum de Sydenham.
Chloroforme dentaire.

Les poudres salines se mettent également dans des flacons, afin de mieux les conserver. On aura des flacons de 125 grammes de :

* Poudre d'alun.
* Chlorate de potasse.
* Tanin.
* Magnésie calcinée.
Camphre.
Fleur de soufre.
Acide citrique.
Bi-carbonate de soude.

Dans des boites :

Poudre de quinquina....	150	grammes.
Poudre de quinine......	25	—
Rhubarbe..............	100	—
Émétique..............	25	—
Ipécacuanha...........	25	—

Quelques grammes de morphine et de belladone.

Puis, dans les mêmes quantités, les fleurs, feuilles et racines des plantes médicinales que nous indiquons plus loin.

Les accessoires de la pharmacie sont : sparadrap, taffetas d'Angleterre, baudruche, cartouche à pansement; deux ou trois vésicatoires, avec poudre de cantharides, une boite de ventouses ; une boite de sinapismes, une boite de cataplasmes de farine de lin; une petite trousse d'instruments, lancette, ciseaux arrondis, pinces à pansement, bistouri, fil, aiguilles, épingles, bandes en toile, charpie, amadou, compte-goutte; emplâtre de thapsia, lampe à esprit-de-vin, crayon nitrate d'argent dans un étui, un verre dosimétrique, attelles pour fractures, ouate blanche.

Je n'ai nommé là que les médicaments et objets indispensables de première nécessité;

chacun, je ne saurais trop le répéter, complète sa pharmacie selon ses besoins et les ordonnances de son médecin.

Lorsque l'on part pour un séjour momentané, un séjour de quelques semaines aux eaux, aux bains de mer ou à la campagne, on emporte les accessoires et environ le quart de la dose indiquée des médicaments marqués d'un *, plus 50 gr. environ des plantes médicinales suivantes :

Tilleul,
Feuilles d'oranger.
Orge perlée,
Chiendent,
Menthe,

de plus, les médicaments dont on sait avoir le plus souvent besoin, selon les maladies ou indispositions dont on se connaît atteint ou en possibilité d'être atteints. Certains tempéraments ont constamment besoin de certains remèdes que d'autres ne peuvent supporter.

Il faut donc composer sa pharmacie en vue de deux buts : être utile à soi et à sa famille, puis pour les cas imprévus et généraux, c'est-à-dire qui peuvent arriver autour de soi, à autrui, ou par accident à soi-même.

A la campagne, au lieu d'avoir les médicaments composés tout faits, il sera plus économique d'avoir les ingrédients séparés pour les préparer au fur et à mesure des besoins; mais on aura soin d'en avoir toujours de préparés d'avance.

On devra aussi avoir des sirops, des vins médicinaux, afin de pouvoir en distribuer aux pauvres. Afin que cette pharmacie puisse être utile, nous allons autant que possible raisonner les vertus des médicaments et indiquer la manière de préparer les remèdes.

Je recommande aux personnes qui ont souvent à soigner des malades les chiffres assez simples et fort utiles dans une foule de circonstances. C'est l'évaluation en poids, d'après le Codex, de diverses quantités que l'on désigne tour à tour soit sous des expressions ordinaires, soit sous les dénominations techniques. Il est très nécessaire de savoir ce qu'il faut de grammes pour une cuillerée, et ce qu'il faut de cuillerées pour *tant* de grammes, ce qui varie selon les ingrédients.

Ainsi :

Une cuillerée à café d'eau pèse	4 gr.
Une cuillerée ordinaire d'eau commune soit 4 cuillerées à café..........................	16 —
Un verre, lequel contient 8 cuillerées ordinaires, soit..	128 —
Une poignée de semences d'orge	80 —
— — de lin.	50 —
Une pincée de fleurs (camomille, guimauve), etc.......	2 —
Une pincée de fleurs (arnica, mauve).....	1 —
Une amande mondée pèse environ....................	1 —

Voici maintenant quelques chiffres au sujet de la valeur en poids d'une *cuillerée*, mesure qui sert si souvent au médecin pour prescrire la quantité de médicament que doit absorber, dans un temps donné, le malade. Ce sont des moyennes, bien entendu, car toutes les cuillères n'ont pas tout à fait la même contenance.

	CUILLÈRE		
	A bouche ou à potage.	A dessert ou à entremets.	A café.
Eau..............	16 gr.	12 gr.	4 gr.
Alcool à 60°.......	12 —	9 —	3 —
Julep gommeux...	18 —	13,5 —	4,5 —
Sirop.............	21 —	16 —	5 —
Huile d'amandes..	12 —	9 —	3 —

Enfin voici combien de gouttes il faut des liquides suivants *pour un gramme.*

Eau distillée ou sucrée.....	20	gouttes
Acide chlorhydrique, à 1,17	21	—
— nitrique, à 1,42.....	23	—
— sulfurique, à 1,84...	29	—
Alcool à 96°...............	59	—
— de mélisse.........	57	—
Ammoniaque.............	22	—
Chloroforme.............	54	—
Ether sulfurique pur......	76	—
Glycérine................	24	—
Laudanum de Sydenham..	35	—
Sirop à 35°..............	68	—
Teinture d'arnica..........	16	—
— de belladone.....	59	—
— de colchique (semences)........	56	—
— de digitale........	58	—
Vinaigre blanc............	74	—

Pour que ce tableau fournisse des données un peu précises, il est bon de se servir d'un de ces petits instruments appelés compte-gouttes, comme il devrait y en avoir dans toutes les maisons; un compte-gouttes normal doit donner vingt gouttes d'eau pour le poids d'*un* gramme.

II

ÉTUDE RAISONNÉE DES MÉDICAMENTS LES PLUS USITÉS, LEUR CONFECTION ET LEUR APPLICATION.

Il y a certains médicaments employés généralement pour certains cas : il est bon d'en retenir les noms ; l'alcali, l'acide phénique, les antiseptiques pour les maladies contagieuses et infectueuses, y compris celle des poumons ; la quinine pour les fièvres ; le bicarbonate pour l'estomac ; le laudanum pour calmer les douleurs et les intestins ; l'éther pour les nerfs.

On remarquera que nous n'indiquons que des remèdes à composition découverte, et non des préparations vendues toutes prêtes. Outre qu'il y en a de mauvaises dont nous ne pouvons rien dire sans leur faire du tort, et comme il s'agit de propriétés privées, les propriétaires auraient le droit de nous attaquer ; nous devons nous borner à engager nos lectrices à ne pas accorder leur confiance à la légère. Mais il ne faut pas non plus s'imaginer qu'un remède qui donne des résultats tout à fait satisfaisants sur telle personne, procurera les mêmes résultats sur telle autre. C'est le motif pour lequel les médicaments vendus tout préparés, enveloppés, cachetés, ne peuvent produire un effet aussi réel qu'on le dit dans le prospectus.

D'abord, on remarquera que les prospectus sont combinés de façon à décrire des souffrances qui sont le lot de tous les malades, ce qui fait que le remède est une panacée universelle; mais en admettant cette vertu si extraordinaire, il faut encore admettre une unification absolue de tempérament. Or, un médecin, dans son ordonnance, dose selon le tempérament et le degré d'intensité de la maladie de chacun.

Très souvent ces genres de médicaments sont d'une innocuité parfaite, et le bien, si l'on en obtient, qu'on leur attribue, provient de la bonne nature plutôt que de leur fait. Ce sont les meilleurs. D'autres font du mal ou peuvent faire du mal, selon à qui ils sont donnés. Enfin, ils peuvent faire du bien aux uns et du mal aux autres. Les médecins eux-mêmes ne connaissent pas, au juste, ni le contenu, ni le dosage de ces médicaments, et ce n'est qu'après des essais plus ou moins heureux qu'ils peuvent être sûrs de la manière de les employer. De plus, les erreurs sont impossibles à découvrir. Il vaut donc mieux ne pas en faire usage ; rien n'égale le connu et ce qu'on peut vérifier.

ANTIPYRINE. — Comme nouveau médicament connu, c'est-à-dire visible à l'œil nu, est l'antipyrine, qu'on a lancée, dans le commencement, pour tout guérir. On commence bien à en revenir. L'antipyrine est tirée de l'aniline qui, elle-même, est tirée d'un minerai. Cette substance produit un excellent effet sur les névralgies et les douleurs rhumatismales, mais elle a, en même temps, un effet très néfaste sur certains estomacs et amène des vomissements terribles; il ne faut donc en user qu'avec de grandes précautions.

BAINS. — Il y a de bonnes gens à qui vous demandez s'ils ont pris un bain, qui vous répondent qu'ils ne sont pas malades. Il est vrai que dans les petites localités, chez les paysans, il ne serait pas facile de faire chauffer un bain en hiver, et ils se contentent, d'aller à la rivière quand il fait très chaud.

Pour s'entretenir en bonne propreté, il faut prendre un bain au moins toutes les semaines; les personnes dont la santé ne supporte pas le bain doivent se laver le corps entier, tous les jours ou au moins plusieurs fois par semaine à l'éponge, et à l'eau froide si c'est possible ; c'est d'une excellente hygiène. (Voir le Ier tome du *Carnet du vieux docteur*.)

On ne doit pas prendre de bain froid dans une baignoire, parce qu'on ne peut s'y donner le mouvement nécessaire. La température d'un bain chaud ordinaire est de 26 degrés, la durée de 30 à 40 minutes, jamais davantage en bonne santé. Mais un bain de 10 ou 15 minutes, si on ne peut le supporter plus long, produit déjà un effet. Le son, l'amidon, le carbonate de soude, le vinaigre, sont les adjuvants que l'on emploie ordinairement. Le bain de siège ne s'emploie que comme remède.

On ne doit jamais se mettre dans l'eau après le repas; il faut au moins trois heures de digestion; ni lorsqu'on a un mal de tête, ou l'estomac embarrassé, ou encore de la diarrhée, non plus quand on est le moins du monde enrhumé, ou bien que l'on tousse, et aussi quand on ressent de la fièvre, des frissons, que l'on a une éruption, enfin qu'on éprouve le moindre malaise.

Les bains de pieds affaiblissent généralement la vue, il ne faut pas en user fréquemment mais s'entretenir les pieds propres et sains en se les lavant tous les jours à l'eau froide comme les mains.

Les bains ne sont pas favorables aux personnes souffrant de gastrites, de maladies de cœur, de rhumatismes; cependant pour ce dernier cas, il y a des eaux minérales qui peuvent être indiquées en bains et en douches chaudes; on a soin, à leur issue, de prendre les précautions spéciales telles que de sécher les membres avec de la flanelle chaude, etc.

Les bains de mer ne sont pas favorables à toutes les santés.

Les jeunes enfants rachitiques ou scrofuleux

doivent être plongés dans la mer, puis immédiatement retirés ; une seule immersion suffit pour déterminer la réaction. Les sujets faibles et lymphatiques ne doivent pas rester dans l'eau plus de cinq minutes ; c'est aussi la durée qui convient aux adolescents qui toussent, aux enfants nerveux, aux jeunes filles délicates. Les robustes, au tempérament sanguin ou lymphatique, munis d'un certain embonpoint, se nourrissant fortement, peuvent supporter la mer, sans inconvénient de dix à vingt minutes. Enfin, jeunes gens et femmes non nerveuses, scrofuleux adolescents, resteront dans l'eau avantageusement de vingt à trente minutes. Une demi-heure, telle doit donc être la durée maxima du bain de mer. Sortir de l'eau et y rentrer à diverses reprises est un des plus sûrs moyens d'entraver la réaction.

Pour les bains aromatiques, on fait bouillir les plantes dans une marmite d'eau pendant une heure environ et on verse cette eau dans le bain ; il est plus propre de ne pas y verser les plantes, ou de les mettre dans un petit sac, comme l'on fait du son.

On établit chez soi des *bains sulfureux ou bains de Barèges artificiels*, ainsi qu'il suit ; vous prenez :

Foie de soufre (polysulfure de potasse).............	100 grammes.
Eau.....................	200 litres.

Faites fondre le foie de soufre dans une petite quantité d'eau, dans un vase en terre, et versez dans une baignoire en bois. L'odorat s'habitue vite à l'odeur d'œuf pourri qui caractérise ce bain. Si la baignoire contient plus de 200 litres d'eau, ajoutez autant de grammes de foie de soufre qu'il y a de fois deux litres. En d'autres termes, le bain sulfureux doit contenir un demi-gramme de médicament par litre d'eau. On trouve ce sel chez les pharmaciens.

BOISSONS MÉDICAMENTEUSES. — *Jus d'herbes* (Voir à la lettre J. cette boisson exigeant de longs détails.)

Looch. — Le looch est une boisson adoucissante et légèrement rafraîchissante en même temps, que, faite avec des amandes, elle contient de l'acide prussique en quantité suffisante pour calmer. On la donne avec succès dans les fièvres même éruptives, les insomnies, les bronchites, etc.

Il demande à être préparé presqu'au moment de le boire. Cependant on peut le conserver quelques heures, une nuit même, en tenant la bouteille qui le contient dans un vase d'eau fraîche, et à l'abri de la lumière.

Il est facile de l'établir chez soi. Voici comment on procède : Monder et piler avec quelques gouttes d'eau ordinaire et du sucre de manière à former une pâte, 12 à 15 gr. d'amandes douces; passer à travers une flanelle, mélanger avec soin 50 centigrammes de gomme adragante, 5 gr. de sucre et une petite cuillerée de fleurs d'oranger; il doit entrer à peu près environ 80 gr. d'eau, pour obtenir avec les proportions indiquées un looch de 100 grammes qui peut se boire en 2 ou 3 fois.

Petit-lait. Le petit-lait, qui est une boisson rafraîchissante et excellente pour les maladies inflammatoires, efficace contre les vomissements, procure aussi un teint clair, par cela même qu'il rafraîchit. Voici comment on le prépare :

Lorsque du lait de vache est arrivé, sur le feu, à l'ébullition, on ajoute un peu de bon vinaigre ou du jus de citron, ou encore de la présure, ou si l'on préfère de l'acide tartrique. Le lait se caille, on passe, puis on le remet sur le feu, en y délayant la moitié d'un blanc d'œuf, battu avec un peu d'eau froide. Une fois à l'ébullition de nouveau on passe à travers un linge.

Si l'on désire rendre le petit-lait purgatif, on ajoute 10 ou 15 gr. de crème de tartre soluble ; si on lui désire des qualités urinaires, c'est 1 à 2 gr. de nitrate de potasse que l'on ajoute.

Les personnes qui croient obtenir les mêmes effets en absorbant du lait caillé parce qu'il est vieux, sont dans l'erreur.

Le petit-lait se prend encore, c'est-à-dire pendant une série de neuf à vingt et un jours; à jeun, le matin, et quelquefois mélangé à de l'eau minérale.

Lait de poule. Une boisson, agréable, calmante, nourrissante, et pouvant remplacer le lait, à défaut de celui-ci, est le lait de poule; mais il est nécessaire qu'il soit bien fait. Je lis dans un ouvrage de grande réputation qui indique à faire les médicaments :

« On prend un jaune d'œuf; on le délaie dans un verre d'eau chaude, en y ajoutant quantité suffisante de sucre et d'eau de fleurs d'oranger. » Je plains la personne à laquelle on offrira le lait de poule ainsi fait!

Il faut commencer par se procurer un œuf de première fraîcheur, sans quoi le remède ferait plus de mal que de bien.

On casse l'œuf, et on sépare délicatement le jaune du blanc; on jette le jaune bien entier dans une tasse, dans laquelle on a mis au moins trois bonnes cuillerées à bouche de sucre en poudre. On tourne l'œuf doucement avec une cuillère et on lui fait absorber le sucre peu à peu; quand on est arrivé à en faire une crème onctueuse, on ajoute ce qui doit servir de parfum ou de médicament, eau de fleur d'oranger s'il s'agit de calmer, café s'il s'agit d'un déjeuner, car le lait de poule peut remplacer le lait, je l'ai dit, pour un déjeuner de café au lait ou de chocolat. Ces premières gouttes doivent être froides, afin de ne pas faire prendre l'œuf, comme pour une liaison; on ajoute ensuite peu à peu l'eau presque bouillante dans la quantité que l'on désire avoir, et qui peut être remplacée, s'il s'agit d'un rhume, par une infusion de fleurs pectorales. On travaille l'œuf une bonne demi-heure; pour terminer on remue vivement avec la cuillère, ce qui fait mousser cette boisson, qui est aussi délicieuse pour le goût que légère et bonne à l'estomac.

Sirops. (Voir l'article spécial à la lettre S.)

Tisanes. (Voir l'article spécial à la lettre T.)

Les *vins médicinaux*, qui coûtent fort cher en pharmacie, doivent de préférence être faits chez soi. On est sûr ainsi de la qualité du vin. Il suffit, en général, de mettre macérer le médicament indiqué dans à peu près le double de son poids d'alcool pur, pendant vingt-quatre heures, puis dans environ six fois son poids de bon vin rouge ou blanc, pendant une huitaine de jours. On laisse déposer et on décante avec soin.

Voici d'abord le *vin antiscorbutique*, si excellent pour les enfants ayant de la tendance aux scrofules ; une châtelaine peut en préparer pour distribuer aux malades du village pendant son séjour aux champs.

Par litre de vin blanc, elle pèsera 15 gr. de feuilles de cresson, 15 gr. de feuilles de cochléaria et 15 gr. de feuilles de menyante, plus 30 gr. de racine de raifort, qu'elle y mettra macérer pendant huit jours.

Vin de Gentiane. Ce vin est très employé comme tonique. On coupe en petits morceaux, et on fait mariner vingt-quatre heures, dans 100 gr. d'eau-de-vie, 30 gr. de racine de gentiane. On ajoute un litre de vin rouge et on laisse mariner huit jours dans un vase fermé.

Vin de quinquina. On peut employer le vin de quinquina des pharmacies à la dose de *deux* cuillerées à bouche, une heure ou deux avant chaque repas ; mais, voici une formule qui donne un résultat plus agréable aux malades :

On met 50 gr. de quinquina gris mariner dans 50 gr. d'alcool ou 80 gr. d'eau-de-vie. On agit comme pour le vin de gentiane, sauf qu'on emploie toujours du vin rouge, et on choisit de préférence des vins chauds, comme le malaga.

Après trois ou quatre jours de macération à froid, passez le vin au travers d'un linge, et remettez-le en bouteille.

Vin aromatique :

Plantes aromatiques.......	50 grammes.
Vin rouge.................	1/2 litre.

Faites macérer pendant huit jours et passez.

Ce vin s'emploie à l'extérieur, pour le pansement des ulcères.

On peut aussi préparer le vin aromatique en faisant bouillir une petite poignée de plantes aromatiques, telles que sauge, lavande, menthe, absinthe, romarin, etc., dans une bouteille de vin rouge. On laisse déposer et on passe à travers un linge.

Qand on emploie le vin aromatique pour lotions, il est une précaution importante à ne pas oublier, c'est de ne pas laisser les compresses trop longtemps sans les changer. Le linge, dans ce cas, se couvrirait de moisissure, ce qui arriverait, par exemple, si dans le pansement des fractures, on employait le vin aromatique. Dans ces cas, l'eau-de-vie camphrée, l'eau-de-vie aromatique, l'eau-de-vie pure, sont préférables.

Vin diurétique. Très employé à dose de deux ou trois cuillerées pour faire uriner les hydropiques.

Bois de genièvre, 50 gr.; feuilles de digitale, 10 gr.; huile, 5 gr. Faire mariner deux jours dans un litre de vin blanc, ajouter 15 grammes d'acétate de potasse et filtrer.

Vin cordial. — Vin de muscades. — Il y a deux procédés pour effectuer cette préparation.

Muscade de grosseur moyenne	1
Cachou entier....	5 grammes.
Sucre......................	50 —
Eau-de-vie ordinaire........	5 cuillerées à bouche.
Vin rouge ordinaire	1 bouteille.

Mettez ensemble, dans un mortier, le sucre, la muscade et le cachou; pilez le tout de manière à obtenir une poudre aussi fine que possible (sans tamiser); introduisez cette poudre dans une bouteille à vin ; ajoutez-y les cinq ou six cuillerées d'eau-de-vie, et laissez infuser pendant un jour ou deux; alors achevez d'emplir la bouteille avec le vin et laissez encore infuser pendant deux ou trois jours, en agitant de temps en temps. Enfin, passez au travers d'un linge et remettez en bouteille.

Il est bon de préparer, à la fois, plusieurs bouteilles de ce vin.

A défaut d'un mortier, on peut pulvériser les substances en se servant d'un marteau et d'une planche ou d'un marbre. Avec un peu de patience et d'adresse, en frappant à petits coups, on parviendra ainsi à faire une poudre suffisamment fine.

Le second procédé pour la préparation du vin cordial, est beaucoup plus simple. Il suffit d'introduire dans une bouteille de vin quelques morceaux de sucre (environ 50 grammes) et d'y ajouter une cuillerée à bouche de *teinture de muscade*. Quand le sucre est fondu, on agite pour effectuer le mélange, et le vin peut être employé immédiatement.

Voici la manière de préparer la teinture de muscade :

Muscades choisies et non moisies à l'intérieur.............	50	grammes.
Cachou entier.................	50	—
Esprit-de-vin de bonne qualité.	200	—

Réduisez les muscades et le cachou en poudre ; mettez-les dans une bouteille avec l'esprit-de-vin, et agitez de temps en temps. Après trois ou quatre jours d'infusion, on peut commencer à se servir de cette teinture, mais on fera bien de laisser les substances en contact avec l'esprit-de-vin jusqu'à ce que toute la liqueur ait été employée.

Le vin préparé avec la teinture doit être un peu trouble.

La dose ordinaire de ce remède est d'un moyen verre, le matin à jeun, et autant le soir, en se couchant, trois heures après le dernier repas. Lorsque l'estomac est très affaibli, il est convenable d'en prendre aussi un demi-verre une heure ou deux avant chaque repas. Les personnes délicates, ou qui n'ont pas l'habitude de prendre du vin, peuvent commencer par des doses moindres et augmenter graduellement. En général, il ne faut pas craindre d'en employer une bouteille en trois ou quatre jours.

Vin amer. Le *vin amer*, grâce aux principes amers et aromatiques qu'il renferme, est employé avec avantage, à condition qu'on n'ait pas de *fièvre*, dans le manque d'appétit persistant, dans les cas de bile, de teint jaune et maladif, d'engorgement du foie, de tiraillement d'estomac, pour les affections de poumons, catarrhe négligé, asthme humide, etc.

Voici deux formules pour la préparation du vin amer, qu'on peut employer, indifféremment et à volonté, l'une ou l'autre.

Marrube sec.....................	50 gr.
Vin blanc ordinaire.............	1 litre.

Mettez la plante dans le vin; laissez macérer, à froid, pendant deux ou trois jours; passez au travers d'un linge, et remettez en bouteille.

Ou bien, prenez :

Racine de gentiane........	25 gr.
Feuilles de sauge...........	25 gr.
Vin blanc ordinaire........	1 litre.

Écrasez la gentiane à l'aide d'un marteau ; introduisez-la, avec la sauge, dans le vin ; laissez macérer pendant deux ou trois jours ; filtrez et remettez en bouteille. On fera bien de préparer, à la fois, plusieurs litres de ce vin, qui se conserve bien quand les bouteilles sont pleines et bien bouchées.

Ce vin n'étant pas un remède *énergique*, on le prend par *verre* ou par *demi-verre*, le matin, *à jeun*, une heure ou deux avant chaque repas, et le soir en se couchant. Les personnes très délicates peuvent se contenter d'un quart de verre chaque fois ; mais en général, il ne faut pas craindre d'en consommer *un litre en trois ou quatre jours.*

Elixir de la Grande Chartreuse. On colore à volonté en jaune paille ou en vert. Pour cinq litres d'alcool, dans lesquels vous faites macérer pendant huit jours, vous prenez :

Mélisse fraîche............	320	grammes.
Hysope fraîche............	220	—
Angélique fraîche.........	160	—
Cannelle..................	52	—
Safran....................	20	—
Macis.....................	20	—

Après la macération, vous ajoutez 625 gr. de sucre.

Tisane de crème de tartre. Pour préparer la tisane de crème de tartre, on met une cuillerée à café de cette substance en poudre dans un litre d'eau chaude qu'on laisse refroidir, en ayant soin d'agiter plusieurs fois. Alors, on passe cette solution au travers d'un linge serré, et on la donne à boire, à la température de la chambre, et par verre, sans la sucrer, à moins que le malade ne le réclame, et dans ce cas le miel serait préférable au sucre. Cette tisane n'est pas seulement une boisson excellente dans les fièvres inflammatoires, on peut aussi la recommander comme boisson hygiénique *pendant les grandes chaleurs*, à ceux qui souffrent des urines, à ceux qui redoutent l'épaississement de la bile. Pour les diabétiques, il n'y a pas de boisson à la fois plus agréable et plus utile. Dans la plupart de ses applications, l'eau de Vichy peut être remplacée par la crème de tartre. Sept grammes de ce sel, arrivés dans le sang, représentent l'alcalinité d'une bouteille d'eau de Vichy.

Eau de goudron. — Tout le monde connaît les excellentes propriétés de l'eau de goudron : pour les maladies des bronches, elle est excellente ; elle enforçit la poitrine, et est très recommandée en été pour être mise à la disposition des travailleurs aux champs, trop portés à boire l'eau fraîche des sources, et par là, s'exposer à des accidents mortels.

Voici une manière très simple de la faire soi-même ; son prix est des plus minimes. Avec 30 centimes de goudron de Norwège (100 grammes), on peut en faire une dizaine de litres. On jette, sur la quantité de goudron susdite, deux litres d'eau chaude, on agite fortement avec une cuiller de bois, on laisse reposer, puis on jette cette eau, trop forte pour être bue. On verse une nouvelle quantité d'eau, on agite, on laisse reposer puis on la transvase au clair pour la boire ; on recommence deux ou trois fois pour épuiser le goût de cette quantité de goudron.

On boit cette eau froide, soit pure, soit mélangée au vin, à jeun ou au repas. On l'emploie aussi en compresses pour maladies de peau.

CAMPHRE. — Le camphre est un excellent médicament désinfectant que l'on doit toujours avoir dans un flacon bouché à l'émeri, car il s'évapore.

Il sert à préparer *l'eau sédative* : dans 250 grammes d'alcool camphré, on met de 15 à 25 grammes, selon qu'on la désire plus ou moins forte, d'ammoniaque liquide ou alcali volatil ; on agite puis on laisse reposer.

On prend d'autre part 250 grammes d'eau ordinaire dans laquelle on fait dissoudre 10 grammes environ de sel de cuisine, à l'aide de quelques gouttes d'alcali volatil.

Quand le sel est bien fondu et l'eau redevenue limpide, on décante doucement ou on filtre au besoin. On ajoute alors l'ammoniaque camphré. On bouche hermétiquement pour empêcher l'évaporation.

L'*alcool camphré* et l'*eau-de-vie camphrée*, sont aussi très simples à préparer; de même l'*huile camphrée;* il suffit de mettre dissoudre dans le liquide un tiers de son poids environ de camphre concassé.

De la poudre de camphre, on fait des cigarettes très saines.

CATAPLASMES. — Les cataplasmes s'emploient chaque fois qu'on veut maintenir une chaleur humide, le plus souvent avec un autre médicament sur une partie du corps, que l'on ne peut plonger dans une longue lotion. Il est surtout employé dans les douleurs de ventre, etc., pour les abcès, tumeurs, et tous les dérivés, qui doivent arriver à suppuration. Aujourd'hui, il existe des boîtes de cataplasmes tout préparés qui suppléent à l'ennui de les confectionner. Mais, comme ils reviennent assez cher, et qu'on ne peut se les procurer facilement partout, voici comme on procède :

On délaie de la graine de lin très fraîche dans de l'eau bouillante; si elle était vieille, au lieu de faire du bien, elle serait très nuisible. On forme une espèce de pâte bien unie sans grumeau. On laisse cuire un peu, puis on verse sur un linge usé ou de la vieille mousseline que l'on replie de façon que la matière ne puisse sortir ni salir, et on applique aussi chaud que possible, en recouvrant de ouate ou de taffetas gommé. Si c'est un cataplasme laudanisé, on verse les quelques gouttes de laudanum à l'extérieur du cataplasme.

On attache le cataplasme avec une bande ou une serviette, selon où on le place. Il doit être renouvelé chaque fois qu'il se refroidit ou sèche.

On en fait aussi en miette de pain, en son, avec de la fécule de pomme de terre, de la farine de riz, de l'orge.

En ajoutant de la pulpe d'oignon de lis ou de l'oseille à la graine de lin, le cataplasme hâte la maturité de l'abcès.

CAUTÈRE, *poudre de Vienne.* — Le cautère est un peu passé de mode ; comme le vésicatoire, c'est un exutoire, mais si important que sa suppression devient dangereuse. Autrefois, grâce au cautère, on conservait la plus belle santé, puisque les humeurs étaient ainsi expulsées du corps.

Pour faire un cautère, on prend de la *poudre de Vienne,* qui est elle-même un mélange de potasse caustique et de chaux vive. A l'aide d'alcool on en fait une pâte assez épaisse. On en place large comme une pièce de dix sous sur du diachylum. Au bout de quinze minutes l'escarre est formée; on enlève la pâte doucement, et si l'on veut entretenir le cautère, c'est-à-dire faire suppurer la plaie, on place dans la plaie un pois taillé dans la racine d'Iris; et dessus une feuille de lierre enduite de cérat. Quant on veut supprimer un cautère, on ne met plus de pois, et on purge à plusieurs reprises.

Pour un cautère volant on ne met pas de pois dans la plaie, au commencement, on la panse simplement comme le vésicatoire volant.

DÉSINFECTANTS ANTISEPTIQUES. — Les désinfectants les plus utiles, sont le chlore, le goudron, l'acide phénique; voici dans quelles proportions celui-ci, qui est le plus énergiqe, doit être employé.

Découverte depuis peu d'années, dans le goudron de houille, cette substance a été reconnue comme le plus puissant des agents désinfectants. On l'emploie avec le plus grand succès pour détruire les miasmes qui se produisent dans les maladies infectieuses. L'acide phénique possède une odeur qui rappelle son origine, mais on est parvenu à le purifier assez parfaitement pour que cette odeur soit très supportable. A l'état *pur*, l'acide phénique n'est pas maniable.

On demandera donc au pharmacien une solution d'acide phénique pour ne pas être employée pure, et contenant un gramme d'acide par cuillerée à bouche. Cette solution sera composée ainsi :

Acide phénique très pur...	15	grammes.
Alcool	30	—
Eau simple..................	220	—

Cette solution est une *réserve* dans laquelle on puisera pour faire les diverses préparations que l'on doit employer.

Eau phénique au centième. On mettra une cuillerée à bouche de la première solution dans cent grammes d'eau. Cette préparation peut être employée pour faire des *cautérisations*, dans les cas de morsures ou piqûres venimeuses. Elle servira aussi pour désinfecter les chambres de malades. Il suffit, pour cela, d'en répandre sur les planchers, sur les tapis, et surtout dans les *recoins* où séjournent les poussières et où l'air est le moins renouvelé. Pour cet emploi, il faut préparer un litre d'eau à la fois, en y versant dix cuillerées à bouche de la première préparation.

Eau phéniquée au millième. On mettra une cuillerée à bouche de la première solution dans un litre d'eau ordinaire. Cette eau peut être employée pour laver toutes les parties du corps et, surtout, pour le pansement des *plaies* de toute nature, anciennes ou nouvelles; pour gargariser la bouche et la gorge dans les angines couenneuses et dans les inflammations des gencives. Ces gargarismes doivent être renouvelés toutes les heures. Cette eau convient aussi pour faire des injections, surtout lorsqu'il existe une mauvaise odeur.

L'eau phéniquée au millième peut être prise à l'intérieur, en guise de tisane. On peut en consommer un litre par vingt-quatre heures, ce qui correspond à un gramme d'acide *pur;* mais il ne faut pas en prendre plus d'un verre à la fois.

Au lieu de prendre ainsi l'acide phénique

dans de l'eau pure, on peut, tout aussi bien, mettre la cuillerée à bouche de la solution dans un litre de tisane quelconque, telle que : eau d'orge ou de gruau, infusion pectorale, eau de gomme. L'acide phénique étant *volatil,* on ne doit pas chauffer les boissons qui en contiennent.

C'est surtout dans les maladies du poumon avec expectoration abondante, que cette eau ou tisane phénique est favorable, et plus spécialement encore si l'haleine est mauvaise.

Eau pour cicatriser et désinfecter les plaies. — Voici une eau aussi utile que facile à faire pour panser les plaies et les faire cicatriser promptement. De plus, elle est éminemment désinfectante, et est d'un grand secours, autant pour les plaies ou blessures récentes que pour les mauvaises plaies, répandant une mauvaise odeur et ayant une suppuration abondante.

Acide phénique..........	2 grammes
Glycérine....	100 —
Alcool.................	100 —

Ce mélange fait (il coûtera à peu près 2 fr.), on l'étend de 2 litres d'eau.

Après avoir nettoyé la plaie avec de l'eau tiède, on place dessus une compresse légère de charpie ou de vieux linge, bien imbibé dudit liquide; on pose sur cette compresse un morceau de toile cirée, pour empêcher l'évaporation puis on bande. On doit renouveler au moins soir et matin ce pansement.

EMPLATRES. — Les emplâtres sont peu employés aujourd'hui, sauf ceux de Thapsia, pour la toux. Néanmoins, voici la recette de l'emplâtre de poix blanche qui sert de base pour les autres.

Faire fondre au bain-marie, en remuant constamment, 150 grammes de poix blanche et 50 grammes de cire jaune : conserver dans un vase. Pour s'en servir, ramollir à une chaleur douce et l'étendre sur une peau de gant, de la grandeur qu'on désire l'emplâtre.

FER ET FERRUGINEUX. — Le fer est indiqué dans les cas d'anémie; c'est le seul minerai dont on ait fait usage jusqu'à présent, encore soutenait-on que, la plupart du temps, il ne s'assimilait pas ou très difficilement à l'organisme humain. Il faut en absorber en grande quantité pour arriver à un résultat. Une de mes premières clientes, âgée de trente-cinq ans, avait dû retarder de se marier jusqu'à cet âge, à cause d'un état de santé très précaire, ayant été saignée bien à tort, alors que cette médicamentation était en vogue. Elle avait des palpitations de cœur, des évanouissements, des névralgies et était fort mince et très pâle. Mariée, elle ne pouvait avoir d'enfant. Un illustre membre de la Faculté d'alors, appelé avec moi en consultation, lui ordonna du fer et du fer en quantité; je lui en fis prendre en doses exagérées. Elle eut bientôt après un charmant bébé; elle prit par exemple un embonpoint excessif, et l'ayant toujours suivie, je la vois aujourd'hui à quatre-vingt-dix ans, avec une organisation de « fer ». Cependant il ne faut pas prendre de fer avec les maladies de cœur.

Injection sous-cutanée. — Une méthode nouvelle, très usitée aujourd'hui pour faire pénétrer un médicament dans le corps humain, c'est l'injection sous-cutanée à l'aide de petites seringues Pravaz; ce n'est plus seulement la morphine, mais l'antipyrine et bien d'autres substances que l'on administre de cette façon. C'est excessivement commode et donne les meilleurs résultats. Le médecin fait d'ordinaire ces injections, mais on peut facilement se les faire soi-même ou les faire à un malade. Il ne faut pas croire qu'il faille passer la petite aiguille de la seringue sous la peau : on ferait souffrir le patient inutilement. Il faut au contraire enfoncer l'aiguille presque droite dans une partie grasse du corps, et, quand elle est enfoncée d'un centimètre, on fait manœuvrer la seringue.

Cette piqûre, bien faite, ne produit aucune douleur en la faisant, pas même celle d'une piqûre d'épingle; le sang ne doit pas sortir et elle ne laisse absolument aucune trace sur la peau.

Nous parlons plus loin d'une façon détaillée des injections de morphine.

Iode. — L'*iode de potassium* est un médicament très utile et sans danger à l'extérieur. Il est surtout recommandé pour les natures scrofuleuses, rachitiques, sujettes aux glandes et aux engorgements; les rhumatismes et douleurs, les maladies de poitrine qui proviennent d'un défaut dans la constitution, se trouvent excessivement bien du traitement par l'iode.

Voici la formule de la *pommade à l'iodure de potassium*. A 40 gr. d'axonge, mélangez 8 gr. d'iodure de potassium, 2 gr. de carbonate de soude cristallite et quelques gouttes d'eau pour faire fondre le carbonate.

Solution d'iodure de potassium, dont on mettra une cuillerée à bouche dans une carafe à boire en 24 heures : 1/2 litre d'eau, 30 gr. d'iodure de potassium; on en aura donc pour une quinzaine de jours.

DES JUS OU SUCS D'HERBES. — On a si souvent recours aux sucs d'herbes, et il est si facile de trouver, surtout dans les campagnes, les herbes dont on peut les tirer, qu'il est utile de faire connaître la meilleure manière de préparer ce médicament; elle est extrêmement simple.

On prend les plantes les plus fraîches que l'on peut se procurer, ou s'il est possible on les cueille au moment de s'en servir; on les pile dans un mortier jusqu'à ce qu'elles soient bien écrasées, et l'on passe ensuite dans un linge. Le jus retiré ainsi est d'un vert foncé, trouble, ou même épais, et ne peut être pris à cet état que par des estomacs robustes, parce qu'il est lourd à digérer. On remédie à ces inconvénients en le clarifiant. Pour cela on le laisse reposer une nuit ou un jour dans un vase long et mince; l'on verse ensuite doucement la partie claire et l'on jette ce qui est trouble : on peut aussi le passer à travers un filtre de papier placé dans un entonnoir, ou par une étamine; de cette manière le jus d'herbes est plus clair et l'on en perd moins, mais ce n'est pas un grand avantage à la campagne où les plantes abondent, en sorte que le premier moyen, qui est plus commode, me paraît préférable.

La dose des sucs d'herbes est de trois à quatre et jusqu'à six onces, soit seuls, soit avec autant de petit-lait. On le prend le matin à jeun, pendant deux ou trois semaines, ou même un mois.

L'on a en général une grande confiance dans ce moyen auquel on attribue une vertu spéciale pour *dépurer les humeurs*. Il serait trop long d'expliquer cette propriété, je dirai seulement qu'elle diffère selon les plantes que l'on emploie et que, par conséquent, on doit en attendre des effets divers, comme les propriétés des herbes qui servent à les faire. Si on emploie de la chicorée sauvage, des pissenlits, de la fumeterre, du trèfle d'eau, on a des sucs amers qui dépurent à la manière des toniques en fortifiant. Si on se sert du cochléaria, du cresson, de beccabunga, on a des sucs antiscorbutiques qui dépurent à la manière des excitants, des échauffants. Enfin, si l'on a recours à la laitue, à la poirée, au cerfeuil, au pourpier, à l'oseille, on obtient des sucs rafraîchissants qui poussent aux urines et tempèrent la soif, la chaleur.

Ce serait par conséquent une grande erreur de croire que la propriété dépurative soit unique et se rencontre indifféremment dans le jus des plantes que l'on emploie ordinairement pour les préparer.

Le potage aux herbes rafraîchissantes doit faire partie fréquemment du menu d'une mère de famille. Ce n'est pas cher, c'est excellent au goût et hygiénique au dernier point. Je place le potage au cresson en première ligne; il suffit d'ajouter une demi-botte de cresson, soigneusement nettoyé, à un bouillon gras quelconque, une demi-heure avant de servir; on fait aussi un excellent potage au cresson, en faisant bouillir celui-ci dans de l'eau une demi-heure avec du sel, et ajouter, au moment de servir, de l'extrait de viande; verser bouillant sur des tranches de pain grillé.

Le bouillon aux herbes se compose de feuilles de laitue, d'oseille, d'épinards, de cerfeuil, de cresson, d'un peu de fumeterre et de poirée, que l'on fait bouillir, après les avoir soigneusement épluchées et lavées, et les avoir fait revenir dans le beurre; on ajoute de l'extrait de viande, et on verse sur du pain grillé. On peut aussi faire ce potage au riz. Ces feuilles sont coupées, non hachées trop fin; on ne passe pas ce bouillon, les herbes étant excellentes.

Je conseille d'y ajouter un jarret de veau, que l'on mangera ensuite à la vinaigrette. — Voilà un repas du Vieux Docteur !

Nous croyons devoir résumer ici la nomenclature des herbes avec leurs propriétés.

Jus d'herbes apéritifs. Fumeterre, chicorée sauvage, pissenlits. Ils sont généralement employées dans les affections biliaires.

Jus d'herbes amers, toniques. Véronique, petite centaurée, trèfle d'eau. Employés dans les cas de débilité.

Jus d'herbes antiscorbutiques. Cresson, cerfeuil, cochléaria, oseille, raifort, erysimum. Bons pour dépurer le sang.

Jus d'herbes aromatiques. Sauge, menthe, mélisse. Bons dans les faiblesses d'estomac.

Jus d'herbes rafraîchissants. Laitue, pourpier, scorsonère, houblon, poirée. Utiles contre l'échauffement.

LAVEMENTS. — *Conseils généraux.* Lorsqu'on administre un lavement à un malade au lit, on doit avoir soin qu'il soit couché sur le côté droit et non sur le côté gauche, le corps légèrement courbé en avant. Il devra retenir son haleine plutôt que d'ouvrir la bouche.

Ne pas oublier de presser un peu le piston de la seringue, avant de donner le lavement, afin de faire sortir l'air qui se trouve dans le conduit. Il est très dangereux de donner un lavement avec une seringue marchant mal, et pouvant donner du vent au malade.

Il faut bien faire attention à ne pas donner de lavements trop chauds, mais tièdes ou presque froids.

Jamais on ne prend un lavement après le repas, mais toujours à jeun.

Quelquefois on administre un lavement de bouillon, quand le malade ne peut pas digérer les aliments, et a besoin d'être soutenu; on commence par administrer un petit lavement presque froid pour débarrasser les intestins; on agit de même pour tous les lavements pharmaceutiques; puis on administre deux verres environ de bouillon froid et bien dégraissé; on répète plusieurs fois par jour, mais sans le premier lavement, afin de ne pas trop fatiguer.

Les lavements que l'on prend le plus communément étant bien portant, mais pour de légères indispositions, sont :

Le *lavement au son* pour rafraîchir. On fait bouillir 100 gr. de son dans un litre d'eau et l'on passe.

Le *lavement à l'amidon* pour arrêter la diarrhée. On délaie une cuillerée à café d'amidon dans un peu d'eau froide, puis on ajoute un verre d'eau chaude, et quelques gouttes de laudanum.

Lavement à l'huile pour relâcher. Il ne suffit pas de verser l'huile dans l'eau, elle viendrait en dessus. On bat un jaune d'œuf en le délayant avec l'huile, peu à peu comme pour une liaison. 30 gr. d'huile pour un jaune d'œuf et on ajoute un 1/2 litre d'eau dans laquelle on a fait bouillir, pendant une demi-heure, de la racine de guimauve concassée.

Le lavement au miel est aussi très employé ; on délaie une bonne cuillerée de miel dans de l'eau chaude.

Bien des personnes à la campagne emploient

pour vaincre la constipation le *lavement au sel*; prendre deux cuillerées de gros sel de cuisine, faire fondre dans l'eau.

Il faut éviter de faire prendre au corps l'habitude de lavements quotidiens, qui amène souvent du tenesme à l'anus, c'est-à-dire un relâchement des tissus et même une paralysie. On ne doit employer le lavement que pour les embarras du gros intestin et ceux du bas-ventre. Il est préférable, dans les cas de constipation, d'employer les purgations et le régime laxatif.

Morphine. — Il y a, hélas ! peu d'êtres dans l'humanité qui n'aient souffert, ne souffrent ou ne souffriront de ces douleurs corporelles, dites rhumatismales, névralgiques, goutteuses. etc., portant lorsqu'elles s'attaquent à la poitrine le nom de *pleurodynie*, lorsqu'il s'agit des reins, celui de *lumbago*, lorsqu'elles sont à la cuisse, aiguës et lancinantes, *sciatique*, à la tête, le nom propre de *névralgie*, ainsi de suite. Ces douleurs, qui sont le résultat, le plus souvent, d'imprudences, de refroidissements, de séjour dans des endroits humides, résistent à presque tous les traitements : lorsqu'elles sont périodiques, la quinine en a assez facilement raison, toujours comme soulagement, car la maladie en elle-même est peu guérissable, mais la quinine est souvent inefficace, lorsque les souffrances sont continues.

Une des plus belles découvertes que la médecine ait faites à notre époque est le remède que je vais indiquer, quoiqu'il soulève de violentes polémiques ; il a ses partisans et ses ennemis, comme tout, parce que l'abus en est nuisible, comme de beaucoup d'autres choses.

Je veux parler des injections hyperdormales de morphine, si à la mode, trop à la mode, dirai-je même, depuis quelques années ; j'ai entendu souvent accuser certaines personnes d'en faire un abus par pure fantaisie ; ces personnes souffraient terriblement, il ne leur a peut-être pas plu d'expliquer à tout le monde leur pénible état de santé, et elles ont adopté ce qui leur a procuré du soulagement.

Mais elles en ont abusé comme une personne faible se laisserait entraîner à abuser du rhum ou du vin.

Voici la formule à employer sans inconvénient.

Dans cent grammes d'eau, on met quatre centigrammes de chlorydrate de morphine, et de cette solution on injecte trois gouttes : c'est l'infiniment petit. Il y a des personnes qui supportent jusqu'à cent gouttes le même jour ; là est l'abus ; mais en se tenant à quelques gouttes on peut obtenir un soulagement très grand sans inconvénient. Il est bon cependant que ce soit un docteur éminent qui détermine le nombre de gouttes ; car l'effet de la morphine ne se produit pas de même sur tous les tempéraments ; tout d'abord il faut être sûr que le malade n'est atteint d'aucune affection au cœur.

Ce médicament agit dans une foule de maladies ; il calme les accès de toux, et bien des malades phthisiques éprouvent un soulagement à l'employer, sinon la guérison.

Il est facile, après que le docteur vous l'a enseigné et vous a dosé, de faire soi-même les injections ou d'en pratiquer sur d'autres et de rendre ainsi de véritables services.

Si l'on ressent des nausées, on les fait cesser à l'aide de café noir à la glace.

Le grand inconvénient de la morphine est qu'on ne peut cesser ce médicament, dont l'abus agit sur le cerveau, sans de grandes souffrances. Il y a cependant un moyen, et je ne sais pourquoi les médecins ne l'emploient pas plus souvent. J'ai vu de pauvres malades condamnés à mort que le médecin soulageait à l'aide d'injections sous-cutanées de morphine, puis au bout de quelques jours, devant l'inutilité, il cessait le médicament brusquement et le malheureux patient souffrait encore davantage pour ses dernières heures. Il ne faut jamais cesser les injections de morphine tout d'un coup, sous peine de provoquer des angoisses qui vont jusqu'à la mort. On commence par verser une cuillerée de la préparation ordinaire dans une fiole d'eau pure ; on s'en sert pour la piqûre ; le lendemain, on prend une cuillerée de cette préparation dernière et on la verse dans une autre fiole d'eau, et ainsi de suite, plusieurs jours. Si bien qu'il ne reste absolument plus de morphine dans la préparation avec laquelle on fait les dernières piqûres, et le malade se trouve ainsi démorphinisé insensiblement, sans en souffrir.

Pansements. — Les pansements ont fait beaucoup de progrès depuis quelque temps comme la chirurgie. C'est un des détails de la médecine qui concerne le plus spécialement les femmes, et que tout le monde, d'ailleurs, devrait connaître à fond. A Paris, il y a des cours de garde-malades, il y en a même pour les femmes du monde ; l'*Union des femmes de France*, l'*Association des Dames françaises*, la *Société de la Croix-Rouge*, l'*Association Philotechnique* où M. le docteur Rouillard n'oublie pas les données de médecine usuelle, enseignent aux femmes de toutes conditions à panser les blessés. Que ne peut-il en être de même dans les villes de province, et partout où il y a un centre d'éducation un peu considérable!

Aux mots *Membres fracturés*, nous avons déjà indiqué comment on dressait un appareil pour un membre fracturé. Pour les blessures à feu, on préconise beaucoup le pansement à l'ouate, et je crois très utile de le faire connaitre ici. Voici ce que dit à ce sujet le docteur Guérin qui en est l'instigateur et le propagateur, dans une conférence de Dames.

« Le membre fracturé est mis par le pansement à la ouate, dans des conditions merveilleusement favorables à la guérison, d'autant plus que, immédiatement après, la douleur disparaît pour ne plus revenir, quels que soient les chocs imprimés au membre.

« Si vous savez bien appliquer le pansement ouaté aux blessés ayant eu la jambe cassée par un projectile, vous serez bénies, car vous les mettrez à même d'être transportés dans les chariots les plus durs, même dans une charrette ou sur le caisson d'un canon. Vous comprenez Mesdames, combien le transport des blessés devient facile. Il n'y aura plus d'encombrement, et les malades qui désireraient recevoir les soins de la famille, rentreront chez eux sans souffrances et sans avoir besoin d'un chirurgien, puisqu'un pansement bien fait doit rester appliqué jusqu'à complète guérison.

« Quand vos professeurs de pansement vous

apprendront la technique du pansement ouaté, ils vous diront qu'il y a deux manières de le faire : s'il s'agit d'une amputation ou d'une plaie par instrument tranchant, qui permette de compter sur une réunion immédiate, vous commencerez par laver la plaie avec une solution phéniquée à 5 pour cent ; puis ayant bien affronté les bords de la plaie, et les ayant réunis par une suture, vous envelopperez le membre avec une couche épaisse de ouate que vous maintiendrez à l'aide de bandes qui, d'abord, affaisseront mollement la ouate et finiront par la serrer de manière à assurer l'ischémie du membre et l'immobilisation de toutes les parties qui ont été momentanément séparées par la blessure.

Quand, au contraire, les chairs ont été contusionnées, quand il n'est pas possible d'espérer une réunion immédiate, il faut agir autrement. Je recommande surtout de placer de la ouate autour des os qui sont exposés à l'air. Pour cela, vous commencez par mettre de légers flocons de ouate entre eux et les parties molles pour soustraire celles-ci à [illegible] hirure que les pointes ou aspérités osseuses ne manqueraient pas de produire. Ces pointes deviendraient encore un danger, même après leur immobilisation par le pansement ouaté, puisque la compression les ferait pénétrer dans les chairs.

« C'est pour cela que je me suis servi de l'expression : *emballage*. C'est la sagacité et l'adresse du panseur qui seront le meilleur guide pour prévenir l'accident sur lequel je tenais à appeler votre attention. Les os ayant été entourés d'ouate, on remplit le reste de la plaie sans chercher à rapprocher les bords, puis la totalité du membre est enveloppée comme nous l'avons indiqué par première intention.

« J'ouvre ici une parenthèse pour vous dire que, malgré le soin apporté à l'application des dernières bandes qui doivent finir par exercer la compression de toute la partie enveloppée, il est donc indispensable d'ajouter une ou deux bandes, deux jours après le pansement, sans toucher à celles qui ont été appliquées. »

La pratique seule peut apprendre à bien panser, de même à faire une opération.

Le pansement à la ouate, d'après la méthode

du docteur Guérin, a le grand mérite d'empêcher l'air et par conséquent la poussière et les microbes qu'elle contient, d'arriver aux plaies et de les envenimer.

Un pansement quelconque, pour donner de bons résultats, doit être solide, mais ne gêner en quoi que ce soit. Il doit être exécuté avec propreté et dextérité.

Un pansement consiste à nettoyer la partie malade, puis à appliquer le médicament recouvert d'une bande pour le maintenir. Pour que la bande ne gêne pas en tournant autour du membre, on a soin de la retourner par un pli en angle à chaque tour.

Pates contre la toux. — Les confiseurs, depuis longtemps, ont cessé de mettre du jujube dans la pâte de jujube, d'employer de la pomme dans le sucre de pomme, comme le parfumeur fait du savon de concombre ou de laitue sans le moindre concombre ni la plus petite laitue, et parfume à la violette sans avoir besoin de l'odorante fleur. La science maintenant a été si loin dans les découvertes que l'on trouve beaucoup plus simple, ce que je ne comprends pas toujours, d'employer divers ingrédients très bizarres imitant le véritable plutôt que celui-ci! C'est un avantage de la civilisation et le dicton : « pour faire un civet il faut d'abord un lièvre, » est un bon vieux proverbe de nos ancêtres qui n'aura plus de sens pour nos descendants : donnez-moi n'importe quoi, doit dire un cuisinier qui veut faire respecter son habileté, et je vous rendrai un civet de lièvre!

En se donnant la peine de fabriquer elles-mêmes, nos lectrices seront certaines au moins d'avoir du jujube, des dattes, etc. Disons, avant de commencer, qu'on doit toujours éviter de manger des pâtes pharmaceutiques immédiatement avant ou après le repas.

Voici les formules de préparation selon le codex.

Il va sans dire que les quantités peuvent être modifiées en conservant toujours les proportions relatives.

Pâte de gomme blanche à la fleur d'oranger. Pour 2 kil. de gomme blanche, 750 gr. de sucre en pains, ou 2 kil. de sucre ; 2 litres d'eau ; un demi 1/4 de litre d'eau de fleur d'oranger.

On peut aussi mettre partie égale de sucre et de gomme, surtout quand la gomme est chère ; mais trop de sucre contribue à faire ternir et blanchir les pâtes, qui doivent rester claires pour être belles. Demandez de la belle gomme blanche du Sénégal, qui est toujours préférable à l'arabique ; faites-la dissoudre à froid dans une jatte, en remuant de temps en temps avec une spatule. Il faut avoir soin de laver la gomme vivement, dans une première eau que l'on jette ; on peut aussi la faire fondre dans la bassine au bain-marie, en l'agitant et chauffant doucement, progressivement ; les plus gros marrons sont fondus en deux heures de temps. Quand la gomme est fondue, on la passe dans trois tamis enchâssés les uns dans les autres, comme le tambour au tamis de soie : le premier tamis, celui du fond, est une toile de laiton de demi-soie ; le second, celui du milieu, un peu plus gros ; le troisième, celui du dessus, pour pastilles. Ces tamis sont posés au-dessus d'une terrine en zinc qui contient toute la gomme. Le lendemain, on soutire et on décante la gomme; on la met dans la bassine à cuire au bain-marie, avec le sucre concassé, on remue de temps en temps, on fait monter, on laisse reposer, on écume et on fait prendre quelques bouillons, si cela est nécessaire. On reconnaît que la pâte est cuite quand, en y plongeant l'écumoire, elle tombe en large nappe, et qu'elle ne colle pas après le dos de la main On y met alors l'eau de fleur d'oranger. On laisse encore reposer, on écume et on met au four.

Quand on cuit des pâtes ou pastilles de gomme, il faut cuire doucement et à bouillon couvert; si l'on cuit trop fort à bouillon rentré, cela fait mélanger l'écume à la pâte et elle n'est pas claire. Quand on fait de petites quantités de pâte, on passe la gomme dans un linge et on la fait monter au bain-marie; dans ce cas, on cuit le sucre au cassé pour avancer la cuisson. Certains confiseurs recommandent de ne pas faire cuire les pâtes de gomme, parce que, s'attachant au fond de la bassine, il faut remuer, ce qui les trouble, sans quoi elle brûle et se colore, ce qui est vrai ; mais si l'on a le soin de choisir des gommes pures et sans mélange de gommes galammes on indigènes résineuses et insolubles (ce qui les fait attacher), on pourra les faire cuire sans crainte. On coule cette pâte dans des moules en ferblanc à jujube, de 25 centimètres de longueur sur 20 centimètres de largeur, 4 centimètres de profondeur ; on huile légèrement les moules avec de bonne huile d'olive, on met dans chacun une globule de mercure, on frotte avec un linge ou une flanelle, on essuie ensuite ; cela empêche la pâte de s'attacher aux moules et de sentir l'huile. On les repasse enfin au mercure, au bout de huit ou dix venues, sans les huiler. On découpe les pâtes avec un découpoir analogue au couteau à racines ; au moyen de cet instrument les pâtes sont coupées plus facilement et surtout plus régulièrement qu'avec des ciseaux ordinaires. Pour éviter que les pâtes s'attachent, se dessèchent, et prennent un mauvais goût de rance, il serait préférable de les mettre au candi à froid. On découpe cette pâte en losanges.

Pâte de réglisse de Calabre. Faites une décoction à l'eau froide avec cinq litres d'eau pour un kilogramme de réglisse de Calabre bien pur concassée. Lorsque le tout est bien fondu, décantez, filtrez la partie claire à travers un linge, faites-la réduire en pâte, et ajoutez à cette pâte, pour la colorer suffisamment en noir, une pâte de gomme préparée comme ci-dessus. Quelques pharmaciens ajoutent 1 gramme d'opium par 5 kilogrammes de pâte, ce qui rend les pastilles essentiellement calmantes.

Gomme de dattes. On emploie 1 kilogramme de dattes choisies pour 2 kilogrammes de pâte ; on suit les mêmes procédés que pour les jujubes ; on met à l'étuve, et on retourne autant que possible.

Jujube suivant le Codex. 1 kilo. 500 gr. de sucre ; 1 kil, gomme arabique ; 1 litre 1/2 d'eau ; 60 gr. eau de fleur d'oranger ; 750 gr. jujubes nouvelles et mondées.

Pilez les jujubes dans un mortier de marbre, mettez-les dans une bassine avec l'eau que vous réduisez à moitié, pressez le tout dans un linge, battez un blanc d'œuf dans un verre d'eau, remettez votre décoction sur le feu lorsqu'elle bout, jettez-y par intervalles un peu de cette eau; vous enlevez alors l'écume, et vous retirez la liqueur du feu; pilez ensuite votre gomme, que vous passez à travers un tamis de crin. Vous la mettez dans une bassine et y versez doucement la décoction de jujubes, ayant bien soin de remuer le mélange avec une spatule; vous la mettez sur le feu et vous remuez toujours pour en faire évaporer l'eau, jusqu'à ce qu'elle ait acquis la consistance du miel. Vous ajoutez à ce moment le sucre passé au tamis de crin, et vous mettez le tout au bain-marie.

Plantes et fleurs. — Chacun peut récolter pendant son séjour à la campagne les fleurs et plantes pour la pharmacie, et utiliser ainsi ses promenades en s'instruisant.

Nous n'avons pas la prétention de donner ici une étude complète de botanique et dont une grande partie forcément ne pourrait intéresser qu'un nombre restreint de lecteurs qui peuvent, s'ils désirent connaître la matière à fonds, consulter des ouvrages spéciaux.

Nous signalerons seulement les plantes les plus faciles à rencontrer, de l'emploi le plus usuel ; parmi elles, s'il en est que l'on ne connaisse pas parfaitement, on fera bien de se les faire montrer malgré les indications qu'une flore botanique pourrait en donner, car dans le cas qui nous occupe, une erreur aurait des conséquences très graves.

Presque toutes les fleurs ou feuilles se récoltent en juillet, les racines en septembre. Il faut récolter par un temps sec, car les plantes récoltées humides ne sauraient se conserver. On les étale sur une sorte de claie, au retour de la promenade, et on les fait sécher à l'air ou sur un four doux ; puis on en fait de petits paquets enveloppés dans du papier, soigneusement étiquetés et placés à l'abri du jour et de l'humidité.

L'*Arnica*, qui s'appelle aussi *plantain* ou *somi* des Alpes, croît principalement dans les endroits élevés, froids et montagneux. On en fait des infusions; tout le monde connaît les propriétés résolutives et calmantes de ce vulnéraire, qu'il est très utile d'avoir sous la main; deux ou trois fleurs suffisent pour une tasse de tisane. Quand on est bouleversé par un accident, une émotion quelconque, qu'on est sujet à des cauchemars, une tasse de cette infusion est excellente. Si pour appliquer sur des contusions on manque de teinture d'arnica, une infusion très forte peut en tenir lieu.

Le *Bouillon blanc*, dont les infusions sont excellentes pour les rhumes, et pour faire transpirer, se trouve surtout dans les terrains sablonneux et à une exposition chaude. On en fait aussi des cataplasmes, et on le réunit à la mauve et à la violette pour en faire un vulnéraire pectoral, dit des *quatre fleurs*, contre la grippe et la bronchite.

La *camomille*, qui se trouve aussi dans les lieux secs, sablonneux, le long des grandes routes, se récolte un peu avant l'épanouissement complet des fleurs; on l'emploie en infusion contre la fièvre, et en lotions, et cataplasmes comme antispasmodiques.

La *petite centaurée* se découvre très facilement dans les bois, les pâturages, les terres sablonneuses; on n'en emploie que les sommités fleuries en infusion; ses propriétés excellentes sont amères, toniques, digestives, fébrifuges et vermifuges.

Le *coquelicot :* rien n'est plus facile que de récolter cette jolie fleur bien connue qui parsème les champs, et qui se prépare en infusion pour calmer le sang dans les affections de poitrine, bronchites, pneumonie, etc.; il suffit de quelques pétales sur lesquels on jette de l'eau bouillante, l'infusion est faite immédiatement. Ce sont donc les pétales que l'on conserve en les faisant sécher soigneusement.

La *digitale*, dite vulgairement *de Notre-Dame* ou *gant Notre-Dame,* et qui croît dans les terrains secs et sablonneux, se récolte en juin et septembre. Ce sont les feuilles qui servent aux infusions, un demi-gramme pour une tasse; elle calme les palpitations du cœur.

La *douce amère* croît dans les endroits humides et ombragés; on récolte les tiges d'un an environ, c'est-à-dire ni les trop vertes ni les trop anciennes, on les sèche au four, et on en fait des décoctions; ses propriétés sont digestives et dépuratives.

La *fumeterre* se mélange à la douce amère pour une boisson dépurative et antiscorbutique; on la trouve dans les jardins, les champs et les vignes.

La *gentiane*, dite quinquina des pauvres, parce qu'elle est fébrifuge, se trouve dans les prés élevés et secs; on en emploie la racine que l'on récolte après la chute des feuilles, et qui doit avoir deux ans environ; on la mouille sans la laver, on la fait bien sécher et on l'emploie en décoction, puis en sirop; elle est aussi stomachique.

La *guimauve* se trouve dans les terres très humides et grasses; on en emploie les feuilles, les fleurs et les racines; les premières se récoltent en juin, les secondes en juillet, les dernières en septembre; les racines se préparent en décoction, les fleurs en infusions, les feuilles pour lotions et fomentations. Sa propriété est essentiellement émolliente et adoucissante.

Le *houblon*, anti-scrofuleux, est employé en

décoction ou infusion, soit qu'on en prenne les fleurs ou les racines.

Le *laurier cerise*, cultivé dans les jardins, est très facile à récolter ; on cueille les feuilles en juillet et août ; il ne faut l'employer en usage interne qu'avec une grande précaution, car il contient beaucoup d'acide prussique et est un puissant narcotique ; le café est son antidote en cas d'empoisonnement. On fait infuser les feuilles dans de l'eau distillée ; excessivement calmant, on l'emploie contre les brûlures : c'est le seul emploi que l'on doive en faire sans qu'il soit dosé par le médecin.

La *mauve* croît partout, entre les pierres et les décombres, dans les haies. On la récolte tout l'été. On fait avec les fleurs des infusions contre la toux. Une pincée de fleurs suffit pour plusieurs tasses ; deux minutes d'infusion d'eau bouillante suffisent.

Le *pavot* se récolte aussi facilement dans les jardins où on le cultive, d'autant plus que ce sont les graines de pavots ou capsules contenant les graines qui sont nécessaires. On les cueille lorsqu'elles sont encore vertes ou commencent à jaunir : on les fait sécher et on en fait des décoctions pour usage interne. Ses effets calmants jusqu'au narcotique doivent le faire éviter ou employer avec ménagement.

Le *raifort*, antiscorbutique, cultivé aussi dans les jardins potagers, croît au bord des eaux. On récolte les feuilles avant la floraison et les racines après, en rejetant celles qui ont plus de deux ans ; on en fait du vin et du sirop.

Le *tilleul* qui est des plus faciles à récolter, car il est peu de parcs ou de bois où il ne s'en trouve des allées, est aussi un des remèdes qui s'emploient le plus fréquemment dans les familles. C'est donc une excellente provision à faire. On récolte les fleurs en juillet, on les sèche à l'ombre et au grand air pour conserver leur parfum ; on les renferme de préférence dans des bocaux couverts. L'infusion est assez longue; une pincée de fleurs par tasse doit infuser cinq bonnes minutes dans l'eau bouillante ; calmant pour les nerfs, il rétablit la circution du sang.

La *valériane*, si stomachique, et dont la racine est employée en infusion, une pincée pour une tasse, est choisie ayant trois années environ; on la récolte au printemps avant la pousse.

La *violette* est pectorale et échauffante; elle aide aussi à la transpiration. C'est la fleur de la violette des bois qui est employée en infusion, une pincée pour une tasse, sur laquelle l'eau bouillante ne doit faire que passer; pour la conserver, on la fait sécher au soleil.

Les personnes qui habitent la campagne auront soin de récolter aussi la feuille de menthe, la fleur de sureau, les queues de cerises, les bourgeons de sapin, les fleurs d'ortie blanche, les fleurs de lierre terrestre, les fleurs de pensée sauvage, les fleurs et les feuilles d'oranger, les feuilles de plantain, de thym, de saponaire, les fleurs de verveine, les feuilles de bourrache, les feuilles de noyer et la racine de vétiver, sans oublier les tiges de chiendent, les racines de polygala, les feuilles et les racines de lichen, la sauge, etc.

Il y a encore un grand nombre de plantes médicinales, dont on pourrait garnir sa pharmacie; mais elles sont d'un emploi moins fréquent, ou elles sont étrangères à notre végétation ; dans les familles nombreuses, sujettes à des maladies presque périodiques, ou habitant loin des villes, ces petites provisions peuvent être très utiles ; mais il faut avoir bien soin d'étiqueter chaque sorte, car il serait impossible plus tard de les distinguer.

En *Septembre* et *Octobre*, ne pas oublier de récolter les racines d'angélique, d'asperges, de bistorte, de bugrane, de chicorée, de chiendent, de fenouil, de fougère, de guimauve, d'iris, de patience, de pivoine, de valériane, les feuilles de mercuriale ou putrelle, les baies d'alkékenge, de sureau, de nerprun, les cynorhodons, les mûres.

En *Octobre*, on récoltera les racines d'aunée, de bardane, de grand consoude, de cynoglosse, de fraisier, de rhubarbe, de saponaire, de valériane, les fruits de genièvre, les feuilles de chêne.

Le *cresson* est excessivement sain, et s'emploie beaucoup en médecine. Comme il est très facile de s'en procurer à la campagne, voici quelques recettes :

Le cresson en cataplasmes, froid et seulement pilé, auquel on ajoute une pincée de sel, est employé avec succès sur les ulcères scrofuleux et sordides ; il détermine assez rapidement la résolution des tumeurs glandulaires, des engorgements lymphatiques ou œdémateux.

On dit que le mélange de 60 grammes de suc de cresson avec 30 grammes de miel, passé à travers un linge, est excellent pour enlever les éphélides et les taches de rousseur. On s'en frotte le visage soir et matin.

Le *cochléaria* se plaît dans les lieux humides. On le rencontre fréquemment sur les côtes maritimes du nord de la France. Il est cultivé pour l'usage médicinal.

Parties utilisées : les feuilles, les sommités fleuries, les semences, qu'on emploie à l'état frais. La dessication et l'ébullition font disparaître leurs propriétés.

On fait une infusion de 20 à 50 grammes par litre de lait, de petit-lait, de vin ou de bière.

On peut prendre du suc exprimé : 30 à 300 grammes, en potion, dans la journée.

On compose, avec le produit de la distillation des feuilles de cette plante et des racines de raifort sauvage sur l'alcool, un *esprit ardent*, dit de *cochléaria*, employé pour gargarismes ou administré en potion, à la dose de dix à douze gouttes dans un verre de tisane.

Le *raifort* sauvage (*cochéalaria armorica*) est une grande plante vivace qui vit sur les bords des ruisseaux ; très commune, surtout en Bretagne. On la cultive en grand dans quelques contrées du Nord.

On utilise surtout les racines de raifort qui sont grosses, longues, renflées. Il faut les employer à l'état frais. Elles sont plus actives lorsqu'elles ont atteint la deuxième année.

Cette racine de raifort reste inodore tant qu'elle n'a pas été brisée ou divisée. Après cette opération, elle ne tarde pas à répandre une odeur vive, ammoniacale : sa saveur devient piquante, chaude, légèrement amère, qualités qu'elle doit à une huile volatile, aussi âcre que celle de la moutarde, qui ne préexiste pas dans le tissu, mais qui prend naissance par fermentation.

Les Suédois préparent un petit-lait médicamenteux, en jetant du lait bouilli sur la râpure de raifort humectée avec du vinaigre. Ils l'emploient dans le scorbut et certains catarrhes chroniques, dans les cachexies, la chlorose, l'hydropisie, la gravelle.

La racine de raifort est peut-être le plus puissant antiscorbutique. Son action est éminemment tonique et excitante. A l'extérieur, elle agit comme rubéfiant et peut remplacer la moutarde dans toutes ses applications.

POMMADES. — *Cérat.* Très facile à faire ; on ne doit en préparer qu'en petites quantités, car il rancit très vite, et comme on l'emploie surtout pour les gerçures des lèvres et le pansement des vésicatoires, il faut qu'il soit toujours frais. Rien n'est plus vite préparé et plus simple. On prend 25 gr. ou davantage de cire vierge, et trois fois plus d'huile d'amande douce, ou à défaut d'huile d'olive, on fait fondre au bain-marie, en broyant et en écrasant de façon à former une pâte liquide homogène sans grumeaux ; si on veut préparer un cérat composé on ajoute le médicament quand la pâte liquide est terminée.

Ainsi pour le *cérat* à l'*eau-de-vie*, plus doux pour la peau, on ajoute le même poids d'eau-de-vie que d'huile.

Pour le *cérat camphré*, 2 ou 3 gouttes de camphre en poudre.

Pour le *cérat laudanisé*, quelques gouttes de laudanum.

Pour le *cérat saturné*, quelques gouttes d'extrait de saturne.

Pour le *cérat soufré*, quelques grammes de *fleur de soufre* en poudre.

La base de toutes les autres pommades est l'axonge ou saindoux que l'on fait fondre au bain-marie, et avec lequel on délaie le médicament, toujours dans la proportion de quelques grammes pour 25 gr. d'axonge.

Voici un onguent aussi simple que bon marché, qu'il ne faut pas manquer d'indiquer aux paysans et aux sœurs.

Colophane.	100 grammes.
Suif *récent* de bœuf ou de mouton.	100 —

Mettez ces substances dans un vase quelconque, en terre ou en métal, placez ce vase sur un feu très doux, jusqu'à ce que le suif et la colophane soient fondus; mélangez bien le tout avec une baguette de bois, et versez dans le vase où vous devez conserver le produit. Cet onguent ne se gâte jamais. La colophane coûte très peu cher, et on la trouve chez les pharmaciens ou même chez les ferblantiers, qui l'emploient pour faire la soudure à l'étain. Pour préparer le suif, procédez comme pour la purification de la moelle de bœuf. Pour employer cet onguent, on en prend la quantité voulue, avec un couteau ou avec une petite spatule en bois que l'on taille exprès, on l'étend sur un morceau de linge, ou mieux sur un morceau de peau ou de taffetas gommé un peu plus grand que la plaie; on applique l'emplâtre ainsi préparé sur le mal et on le recouvre de vieux linge que l'on fixe au moyen de bande ou autrement, selon la disposition de la partie malade. Le pansement se renouvelle deux ou trois fois par vingt-quatre heures, selon l'abondance de la suppuration.

Cet onguent peut servir aussi pour panser les plaies ou les blessures des animaux.

PURGATIONS. — J'en demande mille pardons à mes gracieuses lectrices, je vais être forcé de traiter avec elles un sujet bien désagréable pour moi.

En effet... mettez-vous à ma place; malgré mon âge très avancé, car j'ai atteint ce nombre d'ans qui font qu'on doit considérer chaque jour de la vie comme un jour de grâce, eh bien, je suis resté galant gentilhomme français, donc, il m'est excessivement pénible d'entretenir une *fâme*, cet être si éthéré, si idéal de choses aussi... terre à terre que de... *purgatifs*... Enfin voilà le mot lâché, et maintenant qu'il est dit, répétons-le le moins possible.

Je suis amené à parler de... ce genre de médicament, et à entrer dans ces détails... peu amusants, par la lettre d'une jeune correspondante atteinte d'une maladie nerveuse, et en même temps de... grandes difficultés dans l'exercice des fonctions naturelles... indisposition appelée en termes crus constipation ! Il m'est demandé si un tel vin médicamenteux, que je me garderai de nommer ici, ou certaines pilules que l'on voit affichées partout, sont de bon effet. J'avoue tout d'abord que je n'aime pas beaucoup, je déteste même, ces remèdes tout faits, dont nous ne connaissons que peu ou pas du tout la composition, comme il s'en fabrique tant aujourd'hui, remèdes nouveaux, que les jeunes médecins essaient avec curiosité sur leurs malades et dont ces derniers paient les frais de réclame.

Et dût-on m'appeler vieux routinier, je trouve que les soi-disant perfectionnements ne sont pas toujours des améliorations. Je ne puis rien dire à ma correspondante du *vin* ou des *pilules* anglomanisées qu'elle me cite, n'en connaissant pas au juste la composition, mais je vais donner sur les purgatifs et la constipation quelques renseignements qui ne sont pas assez connus, et qui permettent d'apprécier ce qu'il est bon de faire.

Une erreur assez commune est de confondre le rafraîchissement avec le purgatif ; le dernier est presque toujours un échauffant, un irritant.

On doit préparer les intestins à recevoir une médecine. Or, cette préparation n'est utile qu'en relâchant les surfaces, en diminuant l'irritation s'il y en a; la veille du jour où l'on désire se purger, on prend du bouillon aux herbes et au veau, de l'eau d'orge, et par ce moyen on se prépare une purgation plus douce, des évacuations plus faciles.

Les purgatifs sont toujours sans danger, mais il ne faudra y avoir recours que quand la purgation sera réellement nécessaire, et c'est à bien juger ce besoin qu'il faut s'appliquer pour en retirer des avantages réels.

Il arrive trop souvent que le plus léger dérangement dans la santé est combattu par un purgatif, et qu'il en résulte une maladie véritable au lieu de la guérison que l'on cherchait. On évitera ce danger en ne purgeant, quelque utile que cela paraisse d'ailleurs, que quand il n'y a pas d'irritation et surtout pas d'inflammation dans l'estomac, et à plus forte raison dans le ventre.

Il ne faudra pas prendre de purgatif lorsqu'il y a chaleur générale, fièvre, que la peau est aride, paraît ne pouvoir pas transpirer, que la langue est sèche, rouge autour et à la pointe, et encore moins si elle est noire ou seulement brune au milieu; s'il y a soif, sécheresse et ardeur à la gorge, douleur aiguë au creux de l'estomac; si le ventre est gonflé, douloureux au toucher, ou s'il y a des coliques, des mouvements bruyants, de la constipation qui paraisse tenir à une grande chaleur des intestins, ou des selles fréquentes, mais en petite quantité et avec épreintes, de nature glaireuse, surtout si elles sont mêlées de sang; enfin quand les urines sont rouges.

On pourra, au contraire, purger en l'absence de tous ces signes, et quand la langue est humide, blanche ou jaunâtre, le ventre un peu gonflé sans être dur, la peau moite, les urines jaunes, bilieuses, ainsi que les matières fécales; mais il y a surtout indication si la bouche est acidulée, s'il revient des rapports aigres et amers avec gonflement des flancs, douleurs des reins, coliques et bruits dans les intestins, dévoiement bilieux et constipation alternativement, douleurs dans les membres et surtout dans les cuisses et les jambes.

Il ne faut sortir ni manger pendant le purgatif, mais boire de l'eau de cerfeuil, pour activer.

La *magnésie* calcinée est la purgation la plus facile à prendre, sans se déranger de ses habitudes. Une cuillerée à bouche délayée dans un demi-verre d'eau bien sucrée avec du sucre en poudre, et parfumée avec une cuillerée à café d'eau de fleur d'oranger, suffit à faire évacuer; on la prend soit le matin avant le déjeuner, soit le soir en se couchant, la digestion étant bien terminée; dans ce dernier cas, on va à la selle le matin, et on est débarrassé. Les personnes obligées de sortir pour leurs occupations s'en trouvent très bien; mais on ne saurait en prendre trop souvent sans énervement; elle échauffe, et ce n'est d'ailleurs pas un purgatif énergique comme l'aloès : on peut manger aussitôt après avoir pris la magnésie.

La *manne* est un purgatif doux, mais on ne doit pas manger avant d'avoir évacué. Cette purgation est ordonnée dans les fluxions de poitrine, pendant lesquelles on se gardera bien de prendre de la limonade Rogé par exemple, qui est trop rafraîchissante.

L'*huile de ricin* (50 gr. pour adulte), se prend dans du bouillon très chaud et bien dégraissé.

Médecine purgative de campagne. Cette médecine donne des résultats là où d'autres ont échoué, ensuite elle est facile à faire soi-même à la campagne.

Il est vrai qu'il faut absorber beaucoup de boisson.

Guimauve coupée..........	15	grammes.
Racine de patience coupée..	15	—
Chiendent coupé..........	15	—
Réglisse coupée......... ..	15	—
Feuilles de chicorée........	5	—

Après avoir fait bouillir pendant 10 minutes dans 1 litre d'eau de rivière, on ajoute :

Follicules de séné..........	20	grammes.
Rhubarbe..................	4	—
Sulfate de soude..........	4	—

Laisser infuser pendant deux heures, passer et absorber à jeun le matin en deux jours.

On peut diminuer ou augmenter la dose de séné, selon la force des personnes.

Les pilules retardent l'effet purgatif, ce qui les fait préférer, par beaucoup de personnes qui trouvent plus commode de prendre le soir, en se couchant, un médicament qui n'agit que le lendemain matin. La plupart des poudres ou des pilules, qui ont la vogue pour purger de cette manière, sont des compositions plus ou moins violentes, dont nous ne nommerons aucune. Nous croyons que l'on a toujours tort de se servir de moyens dont la composition est inconnue. En employant les prescriptions suivantes on aura tous les bons effets que l'on cherche dans les compositions mystérieuses des charlatans, et l'on pourra s'y confier sans en redouter aucun danger.

Potion purgative dite *Médecine.*

Séné mondé, rhubarbe concassée
de chaque.................. 2 ou 3 gros.
Manne en sorte............... 2 onces.
Sel de glauber............... demi-once.
Graines d'anis ou feuilles de menthe, une pincée.

Mettez ensemble toutes ces substances dans un vase de faïence; versez dessus, le soir, un verre d'eau bouillante et, après avoir remué deux ou trois fois, laissez infuser toute la nuit, passez le matin, et buvez tiède en une fois.

Autre potion plus douce :

Faites fondre une once de manne dans un demi-verre d'eau bouillante; passez et ajoutez une once et demie d'huile de ricin et une cuillerée d'eau de fleurs d'oranger ou de menthe; mêlez autant que possible et prenez en une fois.

Aujourd'hui, la vogue est à une eau minérale naturelle qui vient de Hongrie (Hunyadijanos). Mais il est désagréable et même mauvais pour les bronches de boire plusieurs verres d'eau froide à jeun le matin.

Lorsque l'on voudra une médecine aussi commode au moins que les précédentes, et beaucoup moins coûteuse, on prendra un demi-gros, 40 grains, ou au plus 48 quand on veut une forte purgation, de jalap en poudre que l'on délayera dans deux cuillerées d'un sirop agréable; on ajoutera, en remuant, un demi-verre d'eau chaude, et l'on boira en avalant la poudre.

Ce purgatif est un des plus sûrs et des moins susceptibles de produire des coliques; les personnes que le mot de *jalap* n'effraie pas, le préféreront à tout autre.

Tisane purgative. Feuilles de chicorée sauvage et d'oseille, de chaque une petite poignée.

Séné mondé ou follicules de séné, trois à quatre gros.

Rhubarbe concassée, deux gros.

Mettez dans une bouteille d'eau, faites chauffer, et, après une ébullition de cinq minutes, ajoutez le sel de glauber, demi-once; laissez encore infuser pendant une heure, passez et buvez en trois ou quatre fois.

On peut remplacer l'oseille par la moitié d'un citron, ou ajouter quelques pincées de graines d'anis ou de coriandre pour masquer le goût et l'odeur désagréable.

QUININE, QUINQUINA. — Le quinquina est une des plus utiles découvertes de la médecine. Aujourd'hui ce médicament, purement végétal, est démodé, pour vieux et suranné, comme si quelque chose de bon peut s'user et être abandonné! C'est ainsi que la civilisation tend à remplacer le Dieu de nos pères par quelque autre divinité dont l'essai est à faire! Aujourd'hui la science délaisse les végétaux pour soigner avec les minéraux qu'on avait repoussés jusqu'à présent, comme s'assimilant difficilement avec l'organisme humain. Quoiqu'après tout le règne minéral sorte aussi de la terre même, je persiste à trouver plus d'analogie entre notre nature et l'élément végétal. On verra dans une cinquantaine d'années ce que cette nouvelle médicamentation aura produit dans l'organisme humain! (Voir au mot *Fer* et *ferrugineux*).

La *quinine* est un alcaloïde végétal que l'on extrait du quinquina; il en est le principe essentiel; on prend d'ordinaire du sulfate de quinine, qui est un sel formé avec de l'acide sulfurique et cet alcali; 5 centigrammes de cette poudre dans une petite cuillerée d'eau sucrée, ou d'infusion de tilleul peut suffire à prévenir un accès de fièvre, mais la dose peut aller jusqu'à 1 gramme et même davantage.

On fait aussi du valérianate de quinine, c'est-à-dire qu'on traite la quinine par de l'acide valérique, ce qui rend la préparation moins sensible à l'estomac que le sulfate abîme; mais tout ce qui est traité par le valérianate est odieusement amer. Il faut alors en faire des pilules, sans quoi il est impossible de l'avaler.

La quinine se prenant contre les fièvres est de presque toutes les maladies: rhumes, rhumatismes, névralgies, etc. Cependant il ne faut pas en user pour les inflammations d'intestins, ni contre les palpitations ou maladies de cœur.

Le quinquina qui est l'écorce de l'arbre naturelle est fébrifuge, fortifiant, apéritif; on met macérer l'écorce ou la poudre d'écorce dans le vin. Le jaune et le rouge sont également bons. On peut le remplacer par la gentiane qui, étant une plante française, est plus économique.

On vend souvent un mélange d'écorce râpée de chêne, de camomille et de gentiane pour du quinquina.

SANGSUES. — On retire peu de sang, maintenant, car il devient très rare dans les organismes actuels. Néanmoins, ce remède étant encore ordonné, voici quelques renseignements utiles. Ajoutons qu'il a quelquefois du bon.

Les meilleures sangsues sont celles de moyenne grosseur, minces et s'attachant facilement à la main ; pêchées depuis peu de temps et conservées dans un bocal plein d'eau pure renouvelée tous les jours.

On aura soin de mettre sous le malade une toile cirée afin de ne pas abîmer la literie, et aussi de placer le patient dans une position commode, afin qu'il ne soit pas obligé de changer. Il ne faut rien mettre sur la peau pour faire prendre les sangsues. Simplement qu'elle soit propre et rasée de poils s'il y en a.

On prend les sangsues une à une par la queue, qui est le plus gros bout, ou s'il y en a peu à appliquer, on les place dans un verre que l'on renverse sur l'endroit où l'on veut les appliquer. S'il y en a beaucoup, au contraire, on peut les placer sur un linge plié en quatre et humecté de vin. Quand elles ont quitté leurs morsures, qu'elles se détachent, il faut les retirer. Si au bout d'un temps suffisant elles ne tombent pas d'elles-mêmes, il ne faut pas les arracher ; leurs dents pourraient rester dans la plaie et former un abcès, mais les pincer par la queue. Si on veut que le sang continue à couler, on met sur la plaie un cataplasme de graine de lin. Au contraire, pour arrêter le sang, on tamponne ou on met un morceau d'amadou sur la plaie.

On emploie, en Angleterre, le moyen suivant, toujours couronné de succès, pour faire mordre les sangsues, ce qui, parfois, est assez difficile, surtout si on veut les appliquer à un endroit déterminé :

Après avoir été plongé pendant quelques instants dans de la bière très forte et très amère, immédiatement avant d'être appliqué, l'animal mord ensuite le premier endroit que touche sa tête.

On fait dégorger les sangsues dans de l'eau courante après qu'elles ont servi, et on peut s'en resservir, à moins qu'il ne se soit agi d'une maladie infectueuse, auquel cas il vaut mieux les jeter.

Sirops. — Les sirops ne se conservent guère.

La fermentation se fait vite; il est donc préférable, si l'on ne peut les avoir frais, de les établir soi-même.

Pour une ménagère qui a suivi avec attention le *Cours de Cuisine* publié sous la direction de madame d'Alq, ce n'est pas une difficulté. Tout dépend de la cuite du sucre, qui est à point quand il forme la nappe ou le petit perlé. On le filtre en le passant à travers un linge. Les proportions sont de 1 kilo de sucre pour 500 grammes d'eau. On peut préparer presque tous les sirops médicamenteux en mélangeant du sirop simple ou du sirop de gomme à une infusion concentrée ou à une décoction de plantes, ou à quelques gouttes du médicament ordonné.

On peut aussi, lorsqu'il s'agit de sirops de fleurs ou de plantes, faire de fortes infusions ou digestions de ces plantes, y ajouter environ le double de poids de sucre et les faire cuire en sirop.

Sirop de limaçons.

Limaçons privés de leurs intestins..................	100 grammes.
Sucre......................	500 —

Réduisez en une pâte très fine, passez à travers un tamis très serré.

Prenez d'autre part :

Amandes douces..........	100 grammes.
Amandes amères..........	30 —
Eau.....................	200 —

Mondez les amandes, réduisez-les en une pâte très fine, en y ajoutant 100 grammes de sucre et environ deux cuillerées d'eau. Passez avec expression. Ajoutez le mélange de sucre et de limaçon, que vous ferez dissoudre au bain-marie, à une douce chaleur. Quand le sucre sera fondu, ajoutez de l'eau de fleurs d'oranger pour aromatiser ; passez le sirop à travers un linge serré.

On peut le faire simplement encore, de la façon suivante :

Chair de limaçons.........	250 grammes.
Eau.....................	650 —

Faites bouillir : mêlez ensuite avec un litre de sirop de sucre. Cuisez en sirop et ajoutez 30 grammes d'eau de fleurs d'oranger. Très recommandé pour les poitrines délicates.

Sirop de gomme. Faire fondre de la gomme arabique lavée dans son même poids d'eau, soit 100 grammes pour 100 grammes, puis mêlez avec une bouteille de sirop de sucre bouillant.

Ajouter, si on le désire, à un pectoral ou médicament quelconque, soit une infusion de violettes, de mauves, etc.; à prendre pour sucrer les tisanes ou calmer les accès de toux.

Sirop diacode. Pour un litre d'eau vous prenez cent grammes de têtes de pavots brisés et sans graines; vous faites chauffer prêt à bouillir, mais cependant sans qu'il y ait ébullition. Vous laissez la préparation près du feu, pendant trois ou quatre heures, puis, vous passez au travers d'un linge et exprimez le pavot gonflé; si le liquide n'est pas assez clair, vous filtrez une seconde fois, puis vous remettez sur le feu et faites bouillir jusqu'à ce que le liquide se réduise à un demi-litre; alors vous ajoutez un kilo de sucre blanc et vous avez obtenu 1,500 grammes de sirop pareil à celui des pharmaciens, que vous conservez dans des fioles bien bouchées et au frais, mais pas à l'humidité; car ce sirop, comme tous ceux faits avec des plantes, fermente facilement. Ne doit se prendre que sur l'indication du médecin ou pour les maladies indiquées dans la première partie.

Le *Sirop de pointes d'asperges* est particulièrement efficace contre les affections nerveuses occasionnant une toux fatigante ou des crampes d'estomac, amenant des insomnies, également dans les maladies de vessie et de voies urinaires. Il peut être facilement préparé en procédant comme suit :

Dans 500 grammes de suc d'asperges, obtenu en les écrasant dans un mortier, puis en passant ce jus en pressant les asperges écrasées crues dans un linge, vous mettez à fondre un kilogramme de beau sucre. Le tout, contenu dans une casserole de tôle émaillée, sera mis à cuire au bain-marie. Après une heure de cuisson, vous passerez le sirop au tamis et mettrez en bouteille. Étant complètement refroidi, vous boucherez, cachetterez les bouteilles et les mettrez à la cave.

Sirop de raifort préparé à froid pour les scrofules. Six ou huit raiforts sont coupés en morceaux, puis étendus en couches et suspendus sur un filet à larges mailles; on les couvre de sucre râpé. Bientôt ce sucre fond en un liquide sirupeux et tombe dans un vase placé pour le recueillir.

Sirop de raifort iodé :

Sirop de raifort...........	300 grammes.
Iode	50 centigr.
Alcool	Q. S.

Dose : 20 à 100 grammes par jour.

Suppositoires. — Les suppositoires sont des espèces de petits cornets que l'on introduit dans l'anus, pour calmer des douleurs du gros intestin et faciliter l'évacuation chez les enfants très constipés.

On prépare un tout petit cornet en papier huilé, dans lequel on verse, soit du miel, soit du beurre de cacao fondu.

On en fait aussi de très efficaces avec un morceau de savon taillé en pointe.

Tisanes. — Les tisanes se font de deux façons : par infusion, lorsqu'il s'agit de fleurs ou de feuilles, susceptibles de communiquer rapidement le goût à l'eau; par décoction, lorsqu'il s'agit de racines ou de graines sèches qui ont besoin de cuire dans l'eau pour donner leur goût. Donc pour les premières, il suffit de jeter l'eau bouillante dessus, et de passer immédiatement; pour les autres, on fait bouillir jusqu'à cuisson complète.

Pour qu'une infusion soit bonne, l'eau doit être bouillante; il ne faut pas en verser à plusieurs reprises sur les mêmes fleurs ou feuilles. On doit ne faire de la tisane qu'une petite quantité, deux tasses tout au plus; elle perd sa valeur et son goût en étant réchauffée, et dégoûte le malade, à moins qu'il ne s'agisse d'une tisane dont on doit boire beaucoup, comme la tisane de chiendent (par décoction). Alors on peut en préparer un litre. Une petite pincée de fleurs suffit pour deux tasses.

Voici, en outre de toutes les indications que nous avons données sur les plantes médicinales, une nomenclature de celles qui servent pour tisanes, avec leurs qualités spéciales.

Expectorantes. Capillaire, polygala, tussilage, goudron.

Sudorifiques. Bourraches, colchique, gaïac, salsepareille, saponaire, scabieuse, serpentaire, sureau, tussilage.

Diurétiques. Asperges, bourrache, cerfeuil, queues de cerises, chiendent, colchique, fenouil, genièvre, goudron, lin, pariétaire, persil, pissenlit, raifort, réglisse, écorce de sureau.

Rafraîchissantes. Cerises, chiendent, framboises, groseilles, mûres, oranges, pommes, réglisse, orge perlé. N'employer ces tisanes, quand il y a toux, qu'en très petite quantité, mélangées avec d'autres; ce que l'on appelle *tisanes composées.*

Vermifuge. Armoise, fougère mâle, calomel, santonine, écorce de grenadier, écorce de mûrier, semen-contra.

Dépuratives, anti-scrofuleux. Cresson, douce-amère, fucus, houblon, noyer, raifort.

Calmantes. Coquelicot, digitale, jusquiame, laitue, laurier-cerise, morelle, pavot, stramonium, mélisse, pivoine, tilleul, valériane, arnica.

Évacuantes. Aloès, chicorée, colchique, coloquinte, gomme-gutte, liserons, manne, fleurs de pêcher, pruneaux, rhubarbe scammonée.

Émollientes (pour la poitrine). Capillaire, coquelicots, dattes, guimauves, jujube, lichen, limaçons, lin, mauve, violettes.

Stimulantes. Armoise ou absinthe, anis, aunée, camomille, cannelle, genièvre, gingembre, giroflée, mélisse, menthe, romarin, sauge, thérébentine, thé.

Tisane de houblon. Vous faites une infusion de sommités de houblon : 10 grammes pour 1 litre d'eau, vous laissez infuser 40 minutes et vous buvez froid, à vos repas, en guise d'eau, mélangé à votre vin.

VENTOUSES. — On donne le nom de *ventouses* à des vases en verre, en forme de cloche, que l'on applique sur les diverses parties de la surface du corps, et dans lesquels on fait le vide, de manière à soustraire à la pression atmosphérique la portion de tégument (peau) qui se trouve comprise dans l'ouverture du vase.

Quand le vide est pratiqué, le sang et les gaz affluent et tendent à sortir; il en résulte un boursouflement de la peau, qui devient violette et s'élève dans l'intérieur de la cloche.

Selon l'effet que l'on voudra produire, les ventouses seront *sèches* ou *scarifiées*.

Ventouses sèches. Les *ventouses sèches* sont celles qui sont appliquées sur la peau dans le but de déterminer une congestion, à la suite desquelles on ne pratique pas de scarifications.

On se sert pour leur *application* de cloches en verre de différentes grandeurs, de 3, jusqu'à 8 et au besoin, 10 centimètres de diamètre. Faute de l'instrument spécial, on peut le remplacer par un verre à boire.

Divers moyens peuvent être employés pour *chasser l'air de la ventouse*. On met l'ouverture du vase au-dessus d'une lampe à alcool et on laisse la flamme y pénétrer pendant quelques secondes; on peut encore faire brûler, dans l'intérieur de la ventouse, du papier très fin, de la charpie, du coton, de l'étoupe imprégnés d'alcool ou d'éther. Tous ces procédés sont bons, seulement il faut agir avec rapidité, car si les bords de la cloche étaient trop échauffés, ils pourraient produire des *brûlures* lorsqu'on les mettrait en contact avec la peau.

Les ventouses ne peuvent être appliquées

indifféremment sur toutes les *régions du corps*. Il faut que la surface d'application soit aussi large que l'ouverture du vase; on ne pourra donc les poser aux endroits où il existe des saillies osseuses.

Les ventouses *seront laissées en place* pendant deux ou trois minutes; ce temps est suffisant pour produire l'effet voulu.

Pose des ventouses. On applique d'abord le vase sur les téguments et l'on vérifie si les bords de l'ouverture peuvent être mis en contact immédiat avec la peau de tous les côtés. — Cette précaution doit être prise, parce que si l'adhésion n'était pas possible en un point, l'air pénétrerait dans l'intérieur de la cloche, et l'opération ne pourrait pas réussir. — Le vase retiré, le vide y est pratiqué par un des procédés indiqués plus haut, puis on l'applique sur le point désigné avec la plus grande *rapidité* possible. Il est bon d'appuyer assez fortement sur la ventouse, afin que le contact de la peau avec les bords soit bien régulier; après quelques secondes, la ventouse pourra être abandonnée à elle-même.

Lorsqu'on veut la retirer, on pèse assez fortement avec les doigts d'une main sur la peau qui est immédiatement en contact avec les bords du vase, tandis que de l'autre main on fait basculer le vase en sens inverse. De cette manière, on détache la ventouse très facilement, tandis que si l'on tirait violemment, on éprouverait de la difficulté et l'on occasionnerait au malade une souffrance inutile.

VÉSICATOIRES. — Chaque médecin prend en affection, adopte un médicament, ainsi que chacun sait (mes lectrices l'ignorent peut-être, les jeunes femmes ignorent tant de choses !) et il applique ce médicament à toutes les maladies. Il l'accompagne d'autres, c'est évident, mais celui-là joue le plus grand rôle.

Il y en a qui adoptent les purgatifs; selon eux toutes les maladies proviennent d'encombrement, d'humeur, ils n'ont pas tort; j'en suis aussi partisan. D'autres donnent la préférence aux vomitifs; c'est plus désagréable pour le patient, mais c'est excellent ; j'en connais un qui laisse faire la nature, il n'ordonne que des choses parfaitement inoffensives en bien comme en mal; j'avoue encore que je suis assez de son avis; pour mon compte personnel, ma marotte, vous le savez, est l'hygiène! Eh bien, un de nos plus grands maîtres à tous, l'illustre docteur Velpeau, préconisait le vésicatoire! Dans les nombreux cas où je me suis rencontré avec lui, je l'ai toujours vu ordonner un vésicatoire; mais il n'y allait pas à demi; il le voulait immense! Je ne parle pas de ces vésicatoires que l'on entretenait autrefois au bras des enfants pendant des années, mais du vésicatoire volant.

Dans les embarras gastriques, M. Velpeau ordonnait, ni plus ni moins, de mettre *tous les mois* un large vésicatoire volant sur l'estomac; et est-il besoin de le dire? le malade était toujours soulagé à la première application. Les pesanteurs d'estomac disparaissaient, l'appétit revenait; le second mois, tout allait pour le mieux; Alors, on oubliait les prescriptions du savant praticien, et peu de temps après, le mal revenait, mais l'on n'avait qu'à reprendre le régime de l'exutoire chaque mois. Quoique M. Velpeau fût chirurgien, il n'en était pas moins un grand maître dans tout ce qui se rapportait à la médecine, et je l'ai toujours vu, sinon guérir, ce qui n'est pas possible dans bien des cas, du moins soulager et prolonger la vie de ses clients.

Le vésicatoire est d'autant plus excellent, que bien des personnes ont deux maladies se contrariant et dont l'une prohibe les vomitifs et les purgatifs. Ainsi, la dyspepsie qui s'allie à la gastrite, rejette les laxatifs; les maladies de cœur ne veulent pas des vomitifs.

Donc, ne l'oublions pas, dans les gastrites le vésicatoire volant sur l'estomac est excellent. Dans les catarrhes, les bronchites, on le met sur la poitrine et il dégage beaucoup les oppressions. Dans les sciatiques, les névralgies, les points de côté, les rhumatismes musculaires, tout ce qui provient d'engorgements, on le met sur l'endroit douloureux, et lorsqu'on l'enlève après l'avoir laissé douze heures, on le saupoudre parfois d'un peu de poudre de morphine (ceci dans le cas d'une douleur vive).

Bien des personnes ne savent pas traiter un

vésicatoire volant. D'abord ce médicament est le moins onéreux; l'emplâtre coûte 25 cent. tout au plus, puis 5 cent. de papier Joseph et 5 cent. de cérat, voilà toute l'affaire.

C'est un remède que chacun peut s'appliquer et sans danger; voici comment l'on doit procéder : Frotter légèrement avec les doigts la peau à l'endroit choisi, pour la rendre plus sensible, amollir en l'approchant du feu la gomme qui se trouve sur la toile où l'emplâtre est posée, l'appliquer en appuyant doucement. Bander d'une façon très lâche. Le laisser ainsi douze heures, en regardant de temps en temps si l'emplâtre n'a pas bougé et adhère bien partout.

Il est parfaitement loisible de vaquer à ses travaux, de sortir, d'aller, de venir avec un vésicatoire sur l'estomac ou sur une autre partie du corps. On doit l'appliquer à jeun de préférence ou trois heures après le repas, mais on peut manger comme à l'ordinaire une fois qu'il est mis. En général, on conseille de le poser le soir, afin que, l'enlevant le matin, le malade soit libre la journée. Pour moi, je conseille le contraire ; le picotement, les tiraillements latents et parfois aigus qu'il occasionne troublent le sommeil, agitent, énervent dans la solitude de la nuit. Au contraire, le jour on est distrait, on vaque à ses occupations, on a les ressources de la causerie, de la lecture, pour oublier la douleur; avant de se coucher, on enlève la chose et l'on passe une nuit excellente.

Si l'exutoire a bien pris, l'emplâtre s'enlève aisément, la peau formant une grosse cloche. Il faut éviter d'enlever la peau; on donne alors un petit coup de lancette (cet instrument peut être remplacé par un ciseau à broder bien effilé) du côté inférieur de la cloche, afin que le liquide dont elle est pleine s'écoule facilement. S'il y a plusieurs cloches, il faut les percer toutes. Aussitôt qu'elles sont vides, on applique du papier Joseph enduit d'un peu de cérat bien frais et l'on bande. Dix heures environ après, on enlève le papier Joseph et si l'on voit que la plaie a de la tendance à sécher, on cesse les applications de cérat et on saupoudre de poudre d'amidon bien fine; l'on recouvre d'une bande de toile. Si le vésicatoire s'obstinait au bout de 48 heures à ne pas sécher, on prendrait un bain de son, ne serait-il que d'un quart d'heure, et au sortir au lieu de remettre du cérat, ce qui serait trop émollient, on saupoudrerait d'amidon. Si l'on ne peut prendre de bain, on lotionne avec de l'eau de mauve ou de son. Faire bien attention, surtout, de n'employer ni cold-cream ni poudres de riz parfumées pour le panser.

On peut aussi le préparer soi-même avec de la poudre de cantharides, semée sur une pâte quelconque (du vieux levain par exemple), faite avec de l'huile et du vinaigre, ou l'emplâtre dont nous avons donné la formule à ce mot.

Pour le panser, il faut du *cérat* frais, et lors même qu'on est en ville, il est économique et préférable de le préparer soi-même; à la campagne on ne peut faire autrement afin de l'avoir frais. (Voir la formule aux *Pommades.*)

COMPLÉMENT

RECETTES DIVERSES

Lotion pour les yeux fatigués. — Cette lotion est surtout employée dans les imprimeries où la lecture des manuscrits et l'obligation de regarder sans cesse attentivement la coche des caractères d'imprimerie qui les dirige dans le classement des lettres, sont pour les typographes une cause sérieuse de l'affaiblissement de la vue. Dès qu'on s'aperçoit que la vue se fatigue, il faut se bassiner les yeux plusieurs fois par jour avec la solution suivante :

Eau.....................	100	grammes
Sel de cuisine............	10	»
Cognac..................	12	»

Papier chimique contre les douleurs, les brûlures et les cors.

Huile de lin	500	grammes
Ail	30	»
Essence de térébentine	500	»
Sel de saturne	60	»
Cire jaune	30	»
Minium	15	»

On fait d'abord bouillir l'ail avec l'huile, on passe et l'on ajoute les autres substances; on applique le mélange sur des feuilles de papier de soie à l'aide d'un pinceau de blaireau, forme queue de morue, et l'on fait sécher à l'étuve.

Formule d'une essence anti-goutteuse. — Pour 30 grammes d'essence il faut :

Iodure de potassium	20	centigrammes
Semence de colchique	30	»
Galac	8	»
Bicarbonate de soude	40	»

Cette essence ne contient aucune des substances qui, comme la coloquinte, produisent de violentes irritations. On peut en faire usage dans tous les cas de goutte. L'action de ce médicament est aussi manifeste que celle du sulfate de quinine dans les fièvres intermittentes.

Recette russe contre les coliques. — On l'administre contre la diarrhée et la dysenterie. Son origine provient de Silésie où elle est très usitée ; je vous la livre, d'abord dans sa simplicité primitive :

Triturer une bonne cuillerée de fleurs de *lycopode* (pied de loup ou marube) avec deux jaunes d'œufs ; y ajouter un peu d'eau, puis du sirop ordinaire en quantité suffisante. Aux enfants de deux ans environ, on peut en donner deux cuillerées à café toutes les heures.

La Faculté a un peu modifié ou perfectionné cette recette ; elle y ajoute du *fenouil*, plante dont le suc est si efficace contre les fièvres intermittentes et les coliques venteuses. Voici les quantités relatives à employer :

Poudre de lycopode.........	4	grammes
Hydrolat de fenouil.........	60	»
Sirop de sucre..............	150	»
Poudre de gomme arabique.	6	»

Pour jeunes enfants à la mamelle, on peut

faire très facilement un petit looch tout à fait inoffensif, qu'on administre par cuillerées à café et dont on obtiendra les meilleurs effets afin d'éviter la diarrhée.

Poudre de lycopode.........	4	grammes
Poudre de gomme arabique..	4	»
Sirop d'amandes.............	100	»

Voici encore un moyen bien simple et cependant bien efficace pour calmer les coliques des petits enfants; je l'ai employé souvent avec succès : du vin sucré administré par doses de 2 à 3 petites cuillerées à café.

Recette pour calmer les accès de la coqueluche. — Voici un traitement qui guérit, m'assure-t-on, la coqueluche en huit jours, s'il est bien exécuté.

Le petit malade ne doit pas quitter la chambre; après chaque accès, on lui place une compresse imbibée d'une cuillerée à café de la solution suivante :

Ether	60	parties.
Chloroforme	20	»
Térébenthine	1	»

En tout cas, cette application ne peut que calmer.

Moyen de prendre l'huile de foie de morue. — Voici un moyen de faire avaler à un enfant l'huile de foie de morue sans qu'il ait à s'en apercevoir.

Mêlez intimement une cuillerée à bouche d'huile de foie de morue avec un jaune d'œuf. Cette émulsion est aromatisée avec quelques gouttes d'alcool de menthe; puis on y ajoute un demi-verre d'eau et du sucre.

On obtient ainsi une sorte de lait de poule qui, ne présentant ni le goût, ni l'odeur caractéristique du médicament, a l'avantage de pouvoir être pris sans répugnance par le malade.

FIN

www.ingramcontent.com/pod-product-compliance
Ingram Content Group UK Ltd.
Pitfield, Milton Keynes, MK11 3LW, UK
UKHW020101200726
13856UKWH00002B/320

9 782011 952271